Maja Roedenbeck

Und wer küsst mich?

Maja Roedenbeck

Und wer küsst mich?

Absolute Beginners –
Wenn die Liebe auf sich warten lässt

Ch. Links Verlag, Berlin

Die Deutsche Nationalbibliothek verzeichnet diese Publikation
in der Deutschen Nationalbibliografie;
detaillierte bibliografische Daten sind im Internet
über www.dnb.de abrufbar.

1. Auflage, September 2012

Schönhauser Allee 36, 10435 Berlin, Tel.: (030) 44 02 32-0
www.christoph-links-verlag.de; mail@christoph-links-verlag.de
Titelgestaltung und Titelillustration:
Burkhard Neie, www.blackpen.xix-berlin.de, unter Verwendung
der Fotos von Nique282/fotolia und vege/fotolia
Satz: Andrea Päch, Berlin
Druck und Bindung: Druckerei F. Pustet, Regensburg

ISBN 978-3-86153-688-8

Inhalt

Es geht uns alle an

Ungefähr ein bis zwei Millionen erwachsene Menschen in Deutschland kennen weder Liebe noch Sex. Und einige von ihnen erzählen in diesem Buch ihre Geschichte. So wie Christine, die mit Anfang 40 ihren ersten Freund hat, und Anna, 26, die noch nie richtig geküsst wurde, oder Marco, 31, der smalltalken, aber nicht flirten kann, und Rainer, 43, der sich seine ersten Sex-Erfahrungen schließlich bei einer Prostituierten gekauft hat. Menschen, die ohne Liebe, ohne Partner leben und ohne (realen) Sex. Manche nahezu, andere komplett und schon immer ohne. Manche mit dem einen, ohne das andere, aber auch das nicht gern. Sie haben einen Namen und der lautet: Absolute Beginners.

Auch wer nicht selbst betroffen ist, kennt garantiert jemanden, der es ist: Die Cousine, die noch nie einen Freund zu einer Familienfeier mitgebracht hat, doch die Gerüchte, sie sei lesbisch, glaubwürdig dementiert. Den Kumpel aus Schulzeiten, der immer noch ein super Kumpel ist, es aber mit den Frauen irgendwie nicht so hat. Die Endzwanzigerin aus dem Bekanntenkreis, die so sehr mit ihrer Clique aus anderen Dauer-Single-Frauen beschäftigt ist, dass die Männer überhaupt keine Chance haben, an sie heranzukommen. Obwohl sie sich nach einem Partner sehnt. Oder den besten Freund des Ehemannes, nicht gerade ein Partyhengst und nie dort präsent, wo sich einsame Frauenherzen herumtreiben.

Ein Leben ohne Liebe und Sex. In unserer zunehmend pornoisierten Gesellschaft ist das eine in höchstem Maß absurde Vorstellung und zugleich eine logische Konsequenz der jüngsten Entwicklungen auf dem weiten Feld der Liebe. Absurd, weil unsere Welt so voller Sex ist, dass es fast wehtut: Im Fernsehen werden wir mit den hüllenlosen Brüsten von Erotikmodel Micaela Schäfer in der TV-Serie *Dschungelcamp* konfrontiert, im Kino handeln inzwischen auch die Mainstream-Filme von der Erfindung des Vibrators *(In guten Händen)*, den Sexphantasien der Frauen *(Eine dunkle Begierde)* oder dem Leben von Beate Uhse *(Das Recht auf Liebe)*. Die Macher von Werbung mit nackter Haut, die in Trendblogs seit zwei, drei Jahren »Nudevertising« genannt wird, legen es inzwischen sogar drauf an, wie kürzlich die Ryanair- oder Diesel-Kampagnen ermahnt oder gar zensiert zu werden, weil der Werbeeffekt der »Banned Commercials« dann umso größer ist. Und die Jugendsexualität hat zwar laut der Studie *Jugendsexualität 2010* der Bundeszentrale für gesundheitliche Aufklärung ihren Zenit überschritten und weist zuletzt rückläufige Zahlen auf. Aber immer noch haben sieben Prozent der 14-jährigen Mädchen und vier Prozent der 14-jährigen Jungen, beziehungsweise 66 Prozent der 17-jährigen Mädchen und 65 Prozent der 17-jährigen Jungen ihr erstes Mal bereits hinter sich.

Wie kann ein Mensch da am Sex vorbeikommen? Wie kann jemand keine Beziehung haben trotz Online-Partnerbörsen, Fisch-sucht-Fahrrad-Parties, Speed-Dating und Kuppelshows im Privatfernsehen? So schwer und so unglaublich ist das gar nicht. Denn die Liebe ist in unserer Gesellschaft längst nicht mehr unbeschwert zu genießen. Sie ist zum Problem geworden. Nicht nur für eine Minderheit, sondern grundsätzlich. Die Titel der einschlägigen Literatur lauten nicht ohne Grund: *Das Ende der Liebe: Gefühle im Zeitalter unendlicher Freiheit* von Sven Hillenkamp (2010) oder *Warum Liebe weh tut* von Eva Illouz (2011). Was aber steckt dahinter? Wir wollen unsere Freiheit nicht aufgeben und führen Selbstverwirklichung an erster Stelle auf der langen Liste für ein glückliches Leben – weit vor einer zuverlässigen Partnerschaft. Wir sind schon sehr früh (vom ersten Schulpraktikum in der neunten Klasse) und dann sehr lange (bis weit in die 30 hinein) mit Berufswahl und Berufseinstieg beschäftigt. Und wir bekommen durch das vermeintliche Überangebot an möglichen Partnern – insbesondere in den Online-Partnerbörsen – die Illusion vorgegaukelt, um die Liebe brauche man sich nicht zu bemühen, eine Beziehung werde sich schon ergeben, wenn die Zeit dafür reif ist.

Wenn wir uns aber auf die Absolute Beginners zubewegen, kommt noch ein Aspekt ins Spiel, den die Journalistin Nina Pauer in ihrem vieldiskutierten Artikel »Die Schmerzensmänner« im Feuilleton der *Zeit* vor kurzem beleuchtet hat: das durcheinander geratene Rollenbild der jungen Männer von heute. Da, wo wir Frauen uns früher über die Machos beschwerten, nämlich auf unseren Sofas und in unseren Betten, sitzen heute Weicheier. Oder etwas wohlwollender formuliert: Softies. Weil die Gesellschaft Männer wollte, die empfindsamer, tiefgründiger, weiblicher sind. Und jetzt ist doch keiner so richtig glücklich damit. »Was als eine begrüßenswerte Mentalitätsreform des alten Männerbildes begann, hat inzwischen groteske Züge angenommen«, schreibt Nina Pauer über den sogenannten Schmerzensmann. »Das eigene Leben reflektierend und ständig bemüht, sein Handeln und Fühlen sensibel wahrzunehmen, nach außen zu kehren und zu optimieren, hat er sich auf einer ewigen Metaebene verheddert, von der er nicht wieder herunterkommt.« Die jungen Männer von heute wissen also nicht mehr so recht, wer sie sind, wer sie sein sollen und sein wollen. Das gilt nicht nur für die Absolute Beginners unter ihnen, und das hat laut Nina Pauers Beobachtungen drastische Folgen: »Die erfolgreiche Kommunikation mit seinem weiblichen Gegenüber, in Liebesdingen ohnehin notorisch unwahrscheinlich, ist damit noch ein Stück weiter in Richtung Unmöglichkeit gerückt.« Mit anderen Worten: Das uralte Spiel zwischen Männlein und Weiblein funktioniert nicht mehr.

Natürlich sind daran nicht allein die Männer schuld. Ihre Rollenkrise hat sehr wohl auch ihr weibliches Pendant. Auch wir Frauen wissen nicht mehr, wer wir sind, wer wir sein sollen und sein wollen. Öko- oder Latte-Macchiato-Mutter? Hausfrau trotz Emanzipation oder jüngste Chefin aller Zeiten trotz Kind? Und wo die Sehnsucht nach einer Schulter zum Anlehnen verstecken in unserem Selbstbild der in allen Lebenslagen bewundernswert starken Powerlady? Junge Frauen von heute, kontert Christoph Scheuermann daraufhin in seinem Essay »Lieber nicht« auf *Spiegel Online*, sind »Optimier-Frauen«: »Die Optimier-Frau will alles und jeden optimieren, wie ein außer Kontrolle geratener Ingenieur.« Das gilt für die Menschen, die sie umgeben, ebenso wie für sich selbst. An den Männern wird herumerzogen, an sich selbst herumgezweifelt und -kritisiert. Und das Schlimmste daran, findet Christoph Scheuermann, sei der verzweifelte Versuch der Damen, in diesem Wust aus Ansprüchen bloß nicht nervig und kompliziert rüberzukommen. Am Ende wirkt das auf die Männer so abtörnend, dass nicht nur Mauerblümchen, sondern auch Powerfrauen einsam bleiben. »Dominanz beherrscht die Optimier-Frau perfekt«, resümiert Scheuermann. »Es ist aber gut möglich, dass sie beim Jonglieren ihrer vielen Rollen und Aufgaben vergessen hat, was es bedeutet, Geliebte zu sein.«

Die Neudefinition von Männlein und Weiblein in unserer Gesellschaft ist also auf Irrwege geraten. Viele junge Menschen kämpfen mit ihren Rollenbildern, fühlen sich darin nicht wohl. Und wie soll das funktionieren, dass sich jemand, der selbst nicht weiß, warum er ist, wie er ist, auf einen Partner einlässt, in dessen Selbstbild es mindestens genauso kompliziert zugeht? Gar nicht. Beziehungsunfähigkeit und Bindungsangst sind die Folge. Betroffen von diesen Irrungen und Wirrungen der Liebe oder dessen, was davon übrig geblieben ist, sind wir alle.

Die Absolute Beginners sind es auf extreme, aber nicht vollkommen unerklärliche Art und Weise. Und das ist auch der Grund, warum mich dieses Thema in seinen Bann gezogen hat. Die Frage, die mich dabei umtreibt: Was macht die Gesellschaft mit den Individuen, aus denen sie besteht?

Aus dem Stegreif fallen mir drei Leute aus meinem Bekanntenkreis ein, die allein durchs Leben gehen und das schon immer getan haben. Aber keiner von ihnen redet darüber. Und keiner von uns ist jemals auf die Idee gekommen, sie ernsthaft zu fragen, wie es ihnen damit geht. Wir nehmen sie, wie sie sind, und geben gelegentlich gut gemeinte, aber oberflächliche Ratschläge. Umso größer war mein Bedürfnis, in die Lebenswelt dieser Menschen einzutauchen, sie wirklich an mich heran zu lassen, um die Funktionsmechanismen unserer Gesellschaft besser zu verstehen.

Unfreiwillige Beziehungslosigkeit oder sexuelle Unerfahrenheit ist nichts ungemein Abwegiges oder Seltenes. Sie findet sich, wenn man genau hinschaut, in jedem weiteren Bekanntenkreis, in jedem Familienclan. Jeder »Normalo«, wie die Menschen mit einem »gewöhnlichen« Liebeslebenslauf bei den Absolute Beginners heißen, kann damit konfrontiert werden, besonders jetzt, wo das Thema in die Öffentlichkeit rückt und mit jedem Artikel, jedem Fernseh- oder Radiobericht und nicht zuletzt mit diesem Buch mehr Betroffene sich trauen zuzugeben, betroffen zu sein. Insofern ist das hier kein Special-Interest-Werk für eine Miniaturfraktion von Exoten und Sensationsgeiern. Die Absolute Beginners – oder vielmehr ihr Erscheinen in der Öffentlichkeit – sind ein Phänomen des 21. Jahrhunderts, das es genauso verdient hat, beleuchtet zu werden, wie jede andere gesellschaftliche Strömung auch. Es ist für alle interessant, die sich mit den Gefühlstrends in unserer Gesellschaft auseinandersetzen, denn die Unberührten, von denen in diesem Buch einige ausgewählte stellvertretend für viele andere sprechen, sind ein Teil von uns.

Doch dieses Buch bietet nicht nur eine Zusammenstellung ihrer Erfahrungsberichte über ein Leben ohne Sex und Beziehungen, sondern auch eine Einordnung des Phänomens in unsere Zeit und unsere Gesellschaft sowie eine umfassende Analyse der niedergeschriebenen Geschichten. Während die bisher zum Thema veröffentlichten Medienberichte regelmäßig die Einzelschicksale der Betroffenen in den Vordergrund stellen, gehen wir dem Phänomen als Ganzes auf die Spur, fühlen uns in die Szene ein, auf der Suche nach Antworten auf Fragen wie: Wer sind sie eigentlich, die Absolute Beginners? Inwiefern hat unsere Gesellschaft sie mit hervorgebracht? Gibt es Gemeinsamkeiten in ihren Lebensläufen – und unterscheiden sie sich denn eigentlich sehr von einer vermeintlich »gewöhnlichen« Vita? Gibt es Unterschiede im Umgang mit der Unerfahrenheit zwischen männlichen und weiblichen Betroffenen? Was ist das größere Problem: Der Mangel an Sex oder der Alltag ohne Beziehung? Warum entscheiden sich Absolute Beginners für oder gegen ein Outing, welche Reaktionen ernten sie und welche wünschen sie sich? Welche Tipps und Ratschläge gibt es für die unfreiwillig Beziehungslosen, um ihr Leben zu meistern und ihre Situation zu ändern?

Es lohnt sich, sich mit diesen Fragen auseinanderzusetzen: Man lernt dabei viel über sich selbst. Denn »Beginners« sind wir alle, immer wieder im Leben. Wenn wir uns zum ersten Mal auf etwas einlassen, wovor wir bisher davongelaufen sind oder wenn sich plötzlich herausstellt, dass alles ganz anders ist als gedacht. So wie in dem Film *Beginners* (2010) mit Ewan McGregor und Mélanie Laurent, in dem sich zwei junge Leute, von großer Bindungsangst geplagt, nur ganz vorsichtig aufeinander zubewegen können. Im Film outet sich zudem der Vater des Protagonisten (Christopher Plummer, der 2012 für diese Rolle den Oscar als bester Nebendarsteller bekam) im Alter von über 70 Jahren als schwul, bevor er an Krebs stirbt. Für den Sohn gerät die Welt aus den Fugen und setzt sich nach einem großen emotionalen Sturm vollkommen neu zusammen. In dieser durchgemangelten Realität, in der alle vorher sicher geglaubten Angelpunkte plötzlich nicht mehr existieren, ist Ewan McGregors Figur trotz ihres erwachsenen Alters noch einmal ein Anfänger, ein »Beginner« eben. Für einen Absolute Beginner im Sinne der sexuellen Unerfahrenheit und Beziehungslosigkeit ist es genau das, was er lernen muss zuzulassen, wenn er aus seinem Alleinsein ausbrechen möchte: den großen emotionalen Sturm, die Neuzusammensetzung seiner Welt. Auch auf die Gefahr hin, dass er sich selbst danach nicht wiedererkennt.

Wer sind die Absolute Beginners?

Wenn einer in seinem Leben Beziehungen hat und Sex, verschwendet er keinen Gedanken daran, dass es hätte anders kommen können. Warum auch? Er hat ja Beziehungen und Sex und all die Schwierigkeiten, die das mit sich bringt. Wenn er dann hört, dass es jemanden gibt, der das noch nie hatte, denkt er einen bissigen Moment lang vielleicht: Der Glückliche, hat die ganzen Probleme nicht. Oder er hat Mitleid und findet: Der verpasst was. Aber so recht vorstellen kann er sich nicht, was das heißt, »einer von denen« zu sein. Einer von denen, die Beziehungen nicht kennen und auch keinen Sex. Oder wenn, dann nur selten und kurzfristig, aber nichts Richtiges. Die Minimalausgabe: in 40 Jahren zwei Knutschereien, nach denen die Frauen nie wieder was von sich hören ließen. Oder eine unverbindliche Onlineaffäre mit Ende 20, statt endlich das echte »erste Mal«. Oder aus Frust gekauften Sex, bloß um nicht mehr unberührt zu sein. Oder jahrelang unerwiderte Gefühle für einen unerreichbaren Traumpartner. Oder einen viel versprechenden Flirt, aus dem was hätte werden können, wäre da nicht dieses traumatische Erlebnis in der Kindheit gewesen.

Aus den Unerfahrenen, Beziehungslosen, Unberührten, Immer-Singles in unserer Gesellschaft ist seit Ende der 90er Jahre eine eigene Szene hervorgegangen. Ein Mann mit dem Pseudonym Lion, der Gründer des ersten einschlägigen Internetforums, gilt als Urvater dieser Szene, und er hat die Betroffenen Absolute Beginners getauft, kurz: ABs. Zufällig war er auf diesen Begriff gekommen, beim Hören eines seiner Lieblingstitel von David Bowie, der genauso heißt. »Ein sehr gefühlvoller Song«, interpretiert Lion im Gespräch über seine Rolle innerhalb der AB-Bewegung: »Zwei Menschen haben sich endlich gefunden und spüren, dass sie ihre Liebe wie etwas sehr Kostbares in den Händen halten. Ein Aufbruch, ein hoffnungsvoller Morgen dämmert. Alles ist neu, beide betreten neues Land. Wobei ich nicht denke, dass die beiden ABs, also unerfahren sind. Sie sind vielmehr der Liebe ihres Lebens begegnet.«

Was die ganz große Liebe angeht, empfinden sich die Titelhelden des Bowie-Songs als totale Anfänger, denn sie ahnen, dass sie einer völlig neuen Erfahrung gegenüberstehen. So wie die Absolute Beginners ahnen, dass es weniger darum geht, was sie in ihrer Jugend an Flaschendrehen und »Wahrheit oder Pflicht« verpasst haben, als vielmehr um die erwachsene Liebe, die es wert ist, erlebt zu werden. Nicht umsonst richtet sich ihre Sehnsucht selten auf das Nachholen der unbeschwerten Jugend, so wie bei Ahmet, 22: »Soll das wirklich so laufen? Von null auf hundert, vom unberührten AB zum Ehemann und Vater? Kann ich nicht die null bis hundert erst mal in vollen Zügen genießen?«, überlegt der VWL-Student und meint damit vor allem das Ausprobieren verschiedener Frauen ohne Verpflichtungen. Bezeichnend für die Mehrheit der Absolute Beginners, auf deren Berichten dieses Buch basiert, ist eher Sascha, 29, der sein Sehnen auf die eine Traumpartnerin ausrichtet, auf die Liebe für immer: »Diejenige, die sich für mich entscheiden könnte, würde ich wie ein besonders wertvolles Geschenk behandeln. Ich würde bis hin zur Selbstaufgabe alles für sie tun, würde meine eigenen Bedürfnisse vernachlässigen. Würde ihr alles geben, wonach sie sich sehnt.«

Die meisten der Protagonisten dieses Buches wünschen sich als erste »richtige« Erfahrung kein oberflächliches Abenteuer, sondern eine echte, tiefe, langfristige Beziehung. So gesehen ist David Bowies Song für einen Absolute Beginner ein Blick in die Zukunft, wie er sie sich erhofft. Wenn er nun schon so lange warten musste, dann soll es auch die große Liebe sein, die als Belohnung am Ende der Durststrecke wartet. Eine Liebe wie bei Bowie.

Aber die Zukunft ist nicht das einzige Thema, um das es in diesem Song geht. »Absolute Beginners« beschreibt auch das aktuelle Lebensgefühl der unfreiwillig Beziehungslosen:

»Ich habe nicht viel zu bieten,
da gibt's nicht viel zu kriegen.
Ich bin ein vollkommener Anfänger,
aber ich bin zurechnungsfähig.
So lange wir zusammen sind,
können die anderen zur Hölle fahren.
Ich liebe dich total,
aber wir sind vollkommene Anfänger
mit vor Unsicherheit weit geöffneten Augen.«

Das passt, was er da singt, wenn man sich die Geschichten, die in diesem Buch versammelt sind, anschaut. Es ist von der Angst die Rede, nicht viel zu bieten zu haben. Zum Beispiel in dem Gespräch mit Rainer, 43, der von seiner unerfüllten Schwärmerei für eine Traumfrau spricht: »Während ich sie für ein tolles, spannendes, wunderbares Wesen hielt, das mich leider nur aus den Augenwinkeln wahrnahm, war ich selbst der unattraktive Langweiler, der vor lauter Selbstzweifeln jede Annäherungstaktik schon im Keim erstickte hätte, wenn ihm denn eine eingefallen wäre.« Bonnie, 33, plagt vor allem das »schlechte Gewissen deswegen, weil ich ihm eine so komplizierte Frau wie mich zumute«, schon bevor der Mann, dem sie sich zumuten könnte, in ihrem Leben überhaupt aufgetaucht ist.

»Ich bin ein vollkommener Anfänger, aber ich bin zurechnungsfähig«, singt David Bowie weiter, und auch an dieser Stelle spricht er den ABs aus der Seele. Beinahe in jedem der vorliegenden Portraits appelliert einer von ihnen an alle Nichtbetroffenen: Wir sind nicht verrückt! Bitte nehmt uns ernst! »Manchmal habe ich schon das Gefühl, wenn ich jemanden mit meiner Unerfahrenheit konfrontiere, der denkt jetzt, ich sei abartig. Und ich will nicht, dass das jemand über mich denkt«, beschreibt Jörg, 33, die unangenehme Erfahrung, falsch eingeschätzt zu werden. Nicht zuletzt fällt das Schlagwort »Unsicherheit« aus Bowies Songtext in den vorliegenden Geschichten besonders häufig. Zum Beispiel bei Marco, 31, der sich davor scheut, ein Gespräch mit einer Frau von der freundschaftlichen auf die romantische Ebene zu heben, »weil ich Angst habe, dass sie früher oder später meine Unsicherheit und mein Problem bemerken und sich erschrocken abwenden, sich vielleicht sogar über die vergeudete Zeit ärgern wird.« Jede Zeile aus dem Bowie-Song findet ihre Entsprechung in einer oder mehreren Geschichten, so dass die Eigenbezeichnung Absolute Beginners in Anlehnung an diesen Song wohl ganz zufällig eine ziemlich treffende Wahl gewesen ist. Und die Benennung dieser speziellen Untergruppe der Singles kann als ein wesentlicher Beitrag zum Selbstverständnis der Betroffenen betrachtet werden. Denn selbst die Klassiker unter den Single-Studien widmen den Absolute Beginners meist keinen eigenen Raum. So stellte Stefan Hradil, Professor für Soziologie an der Johannes Gutenberg-Universität Mainz, im Auftrag des Bundeskanzleramtes in seinem wissenschaftlichen Gutachten *Die Single-Gesellschaft* (1995) verschiedene Kategorisierungsideen von Single-Typen vor. Da ist die Rede von vorsichtigen, hoffenden und zufriedenen Singles. Ein anderer Wissenschaftler unterscheidet egoistische, defensive, distanzierte und offensive Singles. Doch in jedem Modell und in jeder dieser Kategorien wird davon ausgegangen, dass die beschriebenen Singles bereits Erfahrungen mit Liebe und Sex gesammelt haben. Zwar heißt es: »Üblicherweise geht man davon aus, dass etwa die Hälfte der Single-Existenzen ›freiwillig‹, die andere Hälfte ›unfreiwillig‹ zustande kommt.« Doch als einzige unfreiwillige Art der Partnerlosigkeit wird eine Übergangsphase nach der Scheidung beschrieben.

Auf die Absolute Beginners trifft am ehesten noch die Definition der Lonely Singles zu, die Stefan Hradil im Namen seines Soziologiekollegen Ronald Bachmann wie folgt beschreibt: »Die Lonely Singles zeichnen sich durch ihre völlige Unzufriedenheit mit ihrer jetzigen Partnerlosigkeit aus. Ihr Ziel ist die möglichst schnelle Überwindung dieser Lebensform, die für sie keine Alternative zu Ehe oder Partnerschaft darstellt. Sie lehnen ihren Zustand ab, fühlen sich sozial desintegriert und einsam, haben Lebensbewältigungsprobleme. Sie sehen ihre Lebensform als defizitär an, streben nach einer ›normalen‹, ›richtigen‹ Lebensform mit Ehe und Kindern. Sie bilden eine Minderheit unter den Singles.« Doch auch hier ist von einer »jetzigen«, also einer akuten im Gegensatz zu einer dauerhaften Partnerlosigkeit die Rede. Es bleibt also die Definition, die sich die Betroffenen selbst zusammengebastelt haben: Demnach sind Absolute Beginners schlicht und einfach Erwachsene, die unfreiwillig ohne Sex- und Beziehungserfahrung geblieben sind. Bevor wir einige von ihnen kennenlernen, gilt es zunächst, die Gesellschaft und ihren Einfluss auf das Lebensgefühl der Absolute Beginners ein wenig zu beleuchten.

Warum es die Liebe im 21. Jahrhundert schwer hat

Absolute Beginners, also Erwachsene ohne Sex- und Beziehungserfahrung, gibt es nicht erst seit gestern. Im 18. und 19. Jahrhundert hießen sie Alte Jungfer und Hagestolz, und vermutlich haben sie sich damals schon mit diesem Image nicht gut gefühlt. Denn die Begriffe Alte Jungfer und Hagestolz, mit denen der Normverstoß des Nichtverheiratetseins geahndet wurde, hatten einen spöttischen und diskriminierenden Klang in den Ohren derer, die sie benutzten (wie die Volkskundlerin Katrin Baumgarten in ihrer Dissertation *Hagestolz und Alte Jungfer. Entwicklung, Instrumentalisierung und Fortleben von Klischees und Stereotypen über Unverheiratetgebliebene* 1997 schreibt). Alte Jungfern und Hagestolze seien Gegenstand des Spottes und der Karikatur gewesen, ihre Ehelosigkeit sei ihnen als persönliches Versagen angerechnet worden und gegenüber Verheirateten hätten sie als die schlechteren Menschen gegolten, sagt auch Stefan Hradil in *Die Single-Gesellschaft:* »Alleinlebende waren in der vorindustriellen Gesellschaft stets die krasse Ausnahme.« Das lag nicht nur darin begründet, dass Alleinlebende schief angeguckt wurden, sondern dass allein zu leben schlicht und einfach kaum möglich war. Für Alleinlebende gab es laut Hradil keine Wohnungen, keinen Schutz, keine legitime Art, ihre Sexualität auszuleben, keine Möglichkeit, bei Krankheit gepflegt zu werden, und keine Möglichkeit, ihre wirtschaftliche Versorgung sicherzustellen. »Die Ledigen wurden damals vorwiegend als Arbeitskraft gesehen und entsprechend eingesetzt«, schreibt der Soziologe. »Ihnen blieb kaum eine Alternative. Die Möglichkeit, ihr Leben individuell einzurichten und zu gestalten, war denkbar gering. Ihnen wurde Fremdbestimmung und Gemeinschaftsdienst abverlangt, sie kamen nicht in den Genuss von Selbstverwirklichung und Hedonismus.« Niemand blieb damals freiwillig allein. Zwar betonen auch die Absolute Beginners von heute, dass sie unfreiwillig allein sind, aber viele nehmen sich, wie wir noch sehen werden, verständlicherweise das Recht heraus, sich nicht mit dem oder der Erstbesten zusammenzutun, der oder die Interesse an einer Partnerschaft zeigt. Insofern sind sie zwar unfreiwillig, aber teils doch bewusst entschlossen allein. Heute können sie sich das erlauben, denn in unserer Gesellschaft ist es praktisch möglich, allein zu leben.

»Erst seit den 60er Jahren sorgten die Bildungsexpansion, ein verändertes Bildungsverhalten, wachsender Wohlstand und mehr Wohnraum dafür, dass auch jüngere Menschen häufiger allein, das heißt als ›Singles‹ lebten«, berichtet Professor Hradil. »Der Single ist also ein neues historisches Phänomen.« Dennoch wurden »ewige Junggesellen« weiter belächelt und der Begriff der Alten Jungfer noch lange benutzt, um Frauen davor zu warnen, sich anders zu verhalten als es von der Gesellschaft für »normal« befunden wurde. »So leistete das Schreckbild der Alten Jungfer in der Auseinandersetzung mit der Frauenemanzipationsbewegung jahrzehntelang gute Dienste«, schreibt Katrin Baumgarten. Die Absolute Beginners treten also ein schweres Erbe an. Wenn es sie aber früher gab und heute noch gibt, entsteht unweigerlich die Frage nach der Henne und dem Ei. Was war zuerst: das individuelle Problem oder die Gesellschaft, die es begünstigt? Wird ein Absolute Beginner mit einer Art »AB-Gen« geboren, also einer charakterlichen Vorbestimmung, die das Eingehen von Liebes- oder Sexualbeziehungen zu anderen Menschen arg erschwert, während die Gesellschaft, in der er lebt und die über ihn richtet, nur den Grad und die Art seines Leidens bestimmt? Oder sind Absolute Beginners zwar von der charakterlichen Vorbestimmung her besonders schüchterne, vielleicht exzentrische oder auch psychisch vorbelastete Menschen, die aber erst durch eine unbarmherzige Gesellschaft, die die Schwächeren gnadenlos aussortiert, zum Absolute Beginner werden? Der wissenschaftliche Konsens bei der Frage, ob der Charakter eines Menschen angeboren oder (durch das soziale

Umfeld aus Familie und Gesellschaft) anerzogen ist, lautet: von beidem ein bisschen. Die Erbanlagen bestimmen, wer wir sind, genauso wie die Umstände, in denen wir aufwachsen und in denen wir leben.

Die besonderen Umstände der Liebe im 21. Jahrhundert sind Thema unzähliger aktueller Veröffentlichungen, die es sich anzusehen lohnt, um darin Zusammenhänge zur Problematik der andauernden sexuellen und beziehungsmäßigen Unerfahrenheit zu suchen. Die Dokumentarfilmer Ruth Maders und Calle Overweg nähern sich dem Thema auf der Leinwand. Auf der Berlinale 2012 haben sie mit ihren Filmen *What is love* und *Beziehungsweisen* die Frage aller Fragen aufgeworfen: Was ist nur mit der Liebe los? Die Antwort muss offenbar lauten: Sie ist schrecklich verkorkst. In den Filmen geht es um die Einsamkeit, Nüchternheit und Kalkuliertheit in modernen Beziehungen: Es wird einem vorgeführt, wie ein in seiner Therapie erstarrtes Ehepaar nur noch nach den zehn goldenen Regeln des Kommunikationsratgebers miteinander sprechen kann und wie eine Frau in einer Phase größter Verletzlichkeit – mitten in der Schwangerschaft – von dem Vater ihres ungeborenen Kindes betrogen wird. Sind wir also ohne Liebe besser dran? Oder, noch schlimmer: Fehlen in unseren modernen Beziehungen von Anfang an Nähe und Liebe, ohne dass wir es überhaupt merken? Filme, die solche Fragen aufwerfen, sind freilich nicht die Art von Filmen, an denen die Protagonisten dieses Buches ihr Ideal festmachen und von denen sie sich unter Druck gesetzt fühlen. Das wären dann eher romantische Komödien, die 2012 austauschbar wie eh und je *Der perfekte Ex, Einmal ist keinmal* oder *Bezaubernde Lügen* heißen. Wer selbst an der Liebe leidet, möchte nicht andere dabei beobachten müssen. Nur: Die Wirklichkeit sieht leider auch nicht rosig aus. Und die Frage bleibt: warum?

Die israelische Soziologin Eva Illouz entlastet in ihrem Bestseller *Warum Liebe weh tut* uns Einzelwesen von unserer Schuld. »Ihr Buch erlöst uns von dem Gedanken, dass wir selbst es sind, die dem Ideal der romantischen Liebe nicht mehr gerecht werden und zweimal in der Woche zum Psychoanalytiker rennen, um die eigene Unzulänglichkeit wegtherapieren zu lassen«, fasst Rezensent Tobias Haberl im *Süddeutsche Zeitung Magazin* treffend zusammen: »Für Illouz ist der Liebesschmerz kein individuelles oder biologisches, sondern ein soziologisches Phänomen, also abhängig von den gesellschaftlichen Bedingungen, unter denen wir leben.«

Mit anderen Worten: Dass wir Schwierigkeiten mit der Liebe haben, liegt nicht an persönlichen Schwächen, sondern an den gesellschaftlichen Entwicklungen, an unserer modernen Kultur, an den übergreifenden Zusammenhängen des menschlichen Miteinanders. Betroffen sind wir also alle. Und das ist eigentlich eine Entwarnung – nur will das keiner so richtig glauben. »Obwohl diese Erfahrungen [die Qualen der Liebe] so weit verbreitet, ja nahezu kollektiven Charakters sind«, staunt Illouz, »beharrt unsere Kultur darauf, dass sie eine Folge gestörter oder unreifer Psychen darstellen.« Eigentlich muss sich niemand schämen für seine vermeintlichen Unzulänglichkeiten bei der Partnersuche, und doch tun wir genau das: Wir schämen uns und halten es immer noch für ein persönliches Problem. Wer an der Liebe leidet, glaubt, mit ihm sei etwas falsch. Und weil das kein schönes Gefühl ist, freut er sich insgeheim, wenn jemand anderes noch mehr leidet als er selbst, zum Beispiel die Absolute Beginners. Und so machen wir sie aus reinem Selbstschutz zu einer Gruppe der »Anderen«. Dabei leiden sie einfach nur ein bisschen mehr an den gegebenen Umständen als es die Mehrheit tut.

Partnerwahl heute

Und was sind das nun für gegebene Umstände? Und warum haben die Absolute Beginners so schwer damit zu kämpfen?

Während es früher gesellschaftliche Regeln für die Partnerwahl gab, an die man sich nur zu halten brauchte, sind wir heute vollkommen frei in unserer Entscheidung. Mit einer der schwierigsten Fragen des Lebens, der Partnerwahl, sind wir absolut alleingelassen. »Wir sind verwirrt«, sagt Eva Illouz in einem Interview mit dem *Süddeutsche Zeitung Magazin:* »Wir sind so unsicher und verletzlich wie nie zuvor, weil wir unsere Position in der Welt ausschließlich aus uns selbst ableiten müssen.« Das schüchtert viele ein. Aber ein Mensch, der typischerweise von Selbstzweifeln geplagt ist und gleichzeitig liebend gern völlig unauffällig in der Masse untergehen wollen würde (wie es auf viele Absolute Beginners zutrifft), wird besonders große Schwierigkeiten damit haben.

Einen weiteren Unterschied zwischen Vergangenheit und Gegenwart formuliert die Hamburger Psychotherapeutin Claudia Clasen-Holzberg 2009 im *Spiegel Wissen.* Sie vergleicht dabei die Beziehungen (Ehen) von vor 50, 60 Jahren, in denen Zärtlichkeit und emotionale Nähe eher die Ausnahme als die Regel waren, mit den überhöhten romantischen Beziehungsidealen der Jetztzeit: »Das Gefühlvolle hatte [früher] nicht so einen hohen Stellenwert wie heute. Deshalb ist den Menschen der Verzicht auf Nähe und Intimität nicht so schwer gefallen, er war ihnen wahrscheinlich nicht einmal besonders bewusst. [...] Heute ist die Sicherheit, die wir in der Partnerschaft suchen, nicht mehr wirtschaftlich begründet, sondern emotional, und das ist eben eine verdammt wackelige Angelegenheit.« Unsere Partnerwahl basiert also auf ziemlich vagen Auswahlkriterien, und das bei einer stark vergrößerten Anzahl an Optionen. Das, wonach wir suchen, wird immer unklarer, aber die Menge an Männern beziehungsweise Frauen, die wir zu prüfen haben, größer. Und das ist nicht unbedingt eine Voraussetzung, die motivierend auf Herz und Bauch wirkt. Je mehr Optionen wir haben, desto schwerer fällt uns die Entscheidung. Und desto mehr grübeln wir, welche wohl die richtige wäre, und zwar so lange, bis es uns überhaupt nicht mehr gelingt, uns zu entscheiden.

Das betrifft im Übrigen nicht nur die Partnerwahl. Die Zeiten, in denen wir leben, sind Zeiten des Überangebots an Reizen und Wahlmöglichkeiten. Und dieses Überangebot bringt immer neue lähmende Leiden hervor. Da wäre die Quarterlife Crisis – die Sinnkrise der Mittzwanziger – als Reaktion auf das Überangebot an realisierbaren Lebensentwürfen (siehe Roedenbeck: *Geschichten von der Quarterlife Crisis*), die Sexsucht, mitunter als Reaktion auf die Pornoisierung der Gesellschaft, die Internetsucht als Reaktion auf das Überangebot an Möglichkeiten, also die Flucht vor realen Problemen in die virtuelle Welt, oder das überzogene Anspruchsdenken bei der Partnerwahl als Reaktion auf das Überangebot an möglichen Partnern zum Beispiel in Online-Partnerbörsen. Wir leben in einer sich zwanghaft selbst reflektierenden Gesellschaft, in der jeder, der nicht an Existenzsorgen zu knabbern hat, seine aktuell anstehenden Entscheidungsfindungsprozesse bis ins Letzte durchanalysiert. Kein Magazin für junge Erwachsene kommt mehr aus ohne seitenlange Essays und Kolumnen, in denen Autoren ihr tiefstes Innerstes nach außen kehren und Fragen des Lebens hin- und herwälzen. Ratgeber und Coaches für alle Lebenslagen schießen wie Pilze aus dem Boden.

Und dazwischen die Absolute Beginners. Auch wenn diejenigen unter ihnen, die ich für dieses Buch interviewt habe, sicher keine repräsentative Gruppe bilden, fällt doch auf, dass sie ein weitgehend geregeltes und gesettletes Leben führen und genau die Zeit und Muße zum (zwanghaften) Reflektieren zur Verfügung haben, die dazu beiträgt, Entscheidungsfindungsprozesse zu problematisieren und typische Lebensabschnittssorgen aufzublähen. Existenzsorgen plagen sie weniger, und diejenigen unter ihnen, die doch mit einem Kindheitstrauma oder einer Krankheit zu kämpfen haben, sind auffälligerweise auch diejenigen, die unter ihrer Unerfahrenheit am wenigsten leiden – weil sie sie eher als eine Begleiterscheinung der anderen, vorherrschenden und existenzielleren Problematiken sehen.

Eben weil wir so viel grübeln und reflektieren und unsere Seelen auseinander nehmen – und das ist nun wieder eine Erkenntnis von Soziologin Eva Illouz –, erhalten unsere psychischen Eigenschaften (und unsere Unzufriedenheit damit) in unserer heutigen Gesellschaft wahnsinnig viel Gewicht. Lebensinhalte wie Arbeit, Interessen, Erfolge oder Freundschaften stehen nicht mehr gleichberechtigt daneben, sondern demütig darunter, und so »besteht der Einfluss der Moderne auf die Ausprägung von Selbst und Identität genau darin, die psychischen Attribute der Individuen offenzulegen und zu entscheidenden Faktoren ihrer romantischen wie gesellschaftlichen Schicksale zu machen«. Wer wir sind, das definieren wir nahezu komplett über unsere Eigenschaften. Schüchternheit oder Unerfahrenheit werden so zu überlebensgroßen Monstern, von denen wir uns nicht mehr befreien können. Und genau das ist ein zentrales Phänomen in den Lebensläufen der Absolute Beginners.

Wenn Sex und Sexyness zum Maß aller Dinge werden

Im Reigen der Eigenschaften, die unser Leben bestimmen, spielt laut *Warum Liebe weh tut* die Eigenschaft der sogenannten Sexyness eine besondere Rolle. Demnach ist in unserer Gesellschaft »sexy« gleichzusetzen mit »wertvoller Mensch«, sexuelle Erfahrung steht für ein »gutes Leben mit einem gesunden Selbst«, sexueller Erfolg ist gleichbedeutend mit Statusgewinn und Selbstwertsteigerung. Dass die Absolute Beginners ausgerechnet auf dem Gebiet der sexuellen Erfahrung ihre Schwächen haben, lässt sich also keinesfalls als Kleinigkeit abtun. Wenn Sexyness und sexuelle Erfahrung in unserer Gesellschaft einen derart hohen Stellenwert haben, ist es kein Wunder, dass sich die Unerfahrenen extrem wertlos fühlen oder wie Ahmet, 22, formuliert: »von der Evolution aussortiert«. Sie können auf dem wichtigsten Spielfeld der modernen Gesellschaft nicht punkten und sind daher nicht nur subjektiv gefühlt, sondern objektiv soziologisch erwiesen unterlegen. Erfolglosigkeit an der sogenannten Partnerbörse steht für ein allumfassendes Scheitern im Leben, das auch Erfolge in anderen Lebensbereichen schwer aufzufangen vermögen.

Angesichts dieser gegenwärtigen gesellschaftlichen Entwicklungen verwundert es kaum, dass die Absolute Beginners besonders leiden – und verstärkt die Aufmerksamkeit der Öffentlichkeit auf sich ziehen. Oder, wie die Trierer Psychologin Stefanie Stahl formuliert: »Unsere Gesellschaft hat die Absolute Beginners nicht zu dem gemacht, was sie sind, aber sie macht es ihnen auch nicht gerade leichter.« Männer und Frauen ohne Sex- und Beziehungserfahrung müssen sich messen lassen an dem, was die Medien als »normales« oder gar »erfolgreiches« Leben präsentieren, und dabei ist es heute zwar nicht mehr Pflicht, verheiratet zu sein, aber möglichst ausführliche Erfahrungen mit Liebe und Sex gehören eindeutig dazu. Wie kompliziert oder verkorkst diese Erfahrungen konkret auch sein mögen, spielt erstmal keine Rolle, wie wir gleich sehen werden. Hauptsache, sie sind vorhanden. »Wie man zu Singles steht, ist mehr geworden als eine Frage der persönlichen Lebensgestaltung und intimen Diskussion«, ergänzt Professor Stefan Hradil: »Singles sind so häufig geworden, und die Presse hat sich ihrer so ausgiebig angenommen, dass sie zur öffentlichen Angelegenheit geraten sind. Dadurch mehren sich die Gefahren einer vorurteilshaften Bewertung von Singles.« Insbesondere von den Absolute Beginners.

Wie die Bindungsangst der Liebe den Garaus macht

Auch Stefanie Stahl beschäftigt sich mit der Liebe im 21. Jahrhundert und ihren Auswirkungen auf den einzelnen Menschen. Als Autorin des Ratgebers *Jein! Bindungsängste erkennen und bewältigen* (2011) hat sie ein zentrales Phänomen ausgemacht, das auch in vielen Lebensgeschichten in diesem Buch eine Rolle spielt: die Bindungsunfähigkeit. Ein bindungsängstlicher Mensch ist jemand, der aus Selbstschutz und Angst verletzt zu werden, eine Strategie entwickelt hat, um sich nicht zu nah auf andere Menschen, insbesondere auf einen Beziehungspartner, einzulassen. Bereits in der Publikation *Die Single-Gesellschaft* wird diese Tendenz in unserer Gesellschaft betont: »Angesichts vermehrter Scheidungen, von denen auch immer öfter Kinder betroffen sind, angesichts konfliktreicher werdender Familienstrukturen sind die Sozialisationsvoraussetzungen vieler Heranwachsender nicht allzu gut, Beziehungen aufrechterhalten zu können und hierin Kompromisse einzugehen«, schreibt Autor

Stefan Hradil. »Bindungs- aber auch Einsamkeitsängste, die Gleichzeitigkeit von Harmonie- und Streitsucht, das Pendeln zwischen abrupten Autonomie- und Gemeinschaftsbestrebungen sind einige der Folgen. Manches spricht dafür, dass so entstehende Bindungs- und Beziehungsunfähigkeit auch eine der Wurzeln des Singletums ist.«

Heutzutage sind Beziehungsunfähigkeit oder Bindungsangst oder Bindungsverweigerung laut Psychologin Stefanie Stahl ein Dauerbrenner in unserer Gesellschaft. Nicht jeder bindungsängstliche Mensch ist ein Absolute Beginner, aber jeder Absolute Beginner ist von einer Bindungsangst in mehr oder weniger starker Ausprägung betroffen. Es gibt zwar auch bindungsängstliche Menschen, die sehr viel Sex (bis hin zur Sexsucht) und Erfahrung mit Kurzbeziehungen haben, sich aber nie verbindlich auf einen Partner einlassen können. »Doch das Grundproblem beim sexuell aktiven Bindungsängstlichen und beim bindungsängstlichen Absolute Beginner ist ein und dasselbe«, erklärt Psychologin Stefanie Stahl. »Beide versuchen, sich vor Verletzungen zu schützen, indem sie Flucht- und Vermeidungsstrategien ergreifen. Die Grundangst besteht darin, fallen gelassen zu werden, sich zu blamieren. Nur die Art und Weise, wie diese Bindungsangst kompensiert wird, ist eine andere.« Der eine holt sich an Nähe, was er braucht und ertragen kann, und stößt sein Gegenüber dann zurück. Der andere lässt erst gar keine Nähe zu, obwohl er sich danach sehnt.

So wie Lana. Die 22-jährige Bankkauffrau beschreibt sich als attraktive, starke Frau mit Persönlichkeit: das Gegenteil des bemitleidenswerten Dauer-Single-Typs. Sie hat in ihrem jungen Alter Sex mit 17 Männern gehabt, den ersten One-Night-Stand mit 14 – aber noch keine einzige Beziehung. Sie leidet an ihrer Einsamkeit, denn der Sex bringt keine Erfüllung und darum zählt sie sich zu den Absolute Beginners. Vordergründig bringt Lana die Erklärung, dass sie zu stark für die Männer sei und sie mit ihrer Art, eher schlagfertig als wimpernklimpernd zu flirten, abschrecke: Der klassische Macho will ihrer Erfahrung nach ein weiches Frauchen, das er rumkommandieren kann, und der moderne Softie fühlt sich von allzu selbstbewussten

Frauen erst recht verunsichert. Lana ist fassungslos. Zu Männern, die sich tatsächlich in sie verlieben, sagt sie dann aber auch schon mal: »Du Schwächling, was willst du denn von mir?«

Steckt da wirklich nur die Powerfrau dahinter, die eben nicht anders kann, als mit vermeintlichen Schlagfertigkeiten um sich zu werfen? Je länger Lana erzählt, desto tiefer lässt sie in ihr Innerstes blicken. Zum Vorschein kommen Sätze, die unter das Schlagwort »Vermeidungsstrategie« von Psychologin Stefanie Stahl fallen: »Ich lasse mir von einem Mann nichts sagen, lasse mir nicht in mein Leben reinreden. Dienstagabend ist mein Sporttag, und das bleibt auch so. Wenn mein Partner ausgerechnet am Dienstagabend mit mir quatschen oder kuscheln wollen würde, hätte er Pech gehabt. Wenn ich zwischen Selbstbestimmung und Beziehung entscheiden müsste, verzichte ich lieber auf die Beziehung.« Sagt eine, die nach eigenen Aussagen extrem unter ihrer Beziehungslosigkeit leidet. Hier kollidieren offenbar zwei Ansprüche, die gemäß des gesellschaftlichen Konsens zu einer erfolgreichen modernen Lebensgestaltung dazugehören: Liebe ist einerseits Teil unserer To-Do-Liste mit der Überschrift »Selbstverwirklichung«, gleichzeitig aber bremst sie uns in unserer Freiheit aus und wirkt der Selbstverwirklichung entgegen. »Ausgerechnet die romantische Liebe – in der wir die Anerkennung fänden, nach der wir uns so sehr sehnen«, schreibt Journalist Tobias Haberl, »steht unserem Streben nach Unverwechselbarkeit im Weg.« Zu vereinbaren sind die beiden Bedürfnisse auch durch ausführliches Grübeln und Hinterfragen nicht. Wir versuchen es trotzdem immer weiter. Anstatt uns von einem der Punkte auf der To-Do-Liste zu trennen, zucken wir lieber hilflos mit den Schultern. »Die Menschen kapitulieren vor ihren eigenen Erwartungen und wagen es gar nicht erst, eine Beziehung einzugehen«, sagt Psychotherapeutin Claudia Clasen-Holzberg im Interview mit *Spiegel Wissen:* »Diese ganze Vorstellung sich ständig selbst verwirklichen zu müssen, wozu immer auch Harmonie und Nähe mit dem Partner gehören […] hat im eigenen Selbstbild eine […] Überhöhung angenommen.«

Bankkauffrau Lana bezeichnet sich selbst als »beziehungsanfangs-unfähig«. Wenn sie durch irgendwelche zauberhaften Umstände mitten in eine Beziehung hineinkatapultiert werden würde, könnte sie sich daran gewöhnen, sagt sie. Da es hochgradig unwahrscheinlich ist, dass das passiert, ist und bleibt sie eben ein Absolute Beginner – mit einer klassischen Beziehungsvermeidungshaltung. »Es ist die Angst, die Macken und Schwächen meines neuen Partners kennenzulernen und akzeptieren zu müssen, dass er schnarcht oder irgendeine suspekte Allergie verheimlicht«, versucht die 22-Jährige zu erklären: »Es ist die Angst vor den tausend kleinen Sitten und Ritualen in einer Beziehung, von denen ich keine Ahnung habe: Wann sage ich, dass ich verliebt bin? Werde ich seine Signale richtig deuten? Ist Händchenhalten Pflicht? Fragen über Fragen, die mich unsicher machen, und dieses Gefühl mag ich einfach nicht. Ich fühle mich hilflos wie ein kleines Kind, das die Mutter im Supermarkt verloren hat. So mag ich mich nicht. Ich will tough und selbstbewusst wirken, wie immer!«

Perfektionismus als Feind der Liebe

Wenn wir Eva Illouz im Ohr haben, die es als erwiesen sieht, dass in unserer Gesellschaft die psychischen Eigenschaften eines Menschen mehr als alles andere zählen, ist es kaum verwunderlich, dass Lana soviel darauf gibt, wie sie wahrgenommen wird. Zwei weitere Schlagworte der modernen Liebesforschung kommen in ihrer Geschichte klar und deutlich zum Vorschein: das Schamgefühl und der Perfektionismus. »Irgendwie ist der Anfang einer Beziehung doch auch immer peinlich, beide sind peinlich berührt beim ersten Anfassen, beim ersten gemeinsamen Frühstück, beim ersten versehentlichen Furz in der Gegenwart des neuen Partners. Peinlich, peinlich, peinlich, und sofort überfällt mich dieses extreme Unwohlsein und der Fluchtgedanke: Bloß weg hier, bloß zurück dahin, wo sich das Leben angenehm anfühlt, so wie ich es kenne!«, erzählt die junge Bankkauffrau.

Auch Perfektionismus, betont die Psychologin Stefanie Stahl, vor allem die Angst, Fehler zu machen, gehört ganz klar zur Bindungsangst dazu. Als Kompensationsstrategie. »Perfektionisten wollen alles richtig machen, damit sie nicht kritisiert werden können«, so Stahl. »Sie glauben, selbstbewusste Menschen sind perfekt. Und sie selbst wären selbstbewusster, wenn sie perfekt wären. Aber das ist der falsche Ansatz!« Selbstbewusste sind nicht ohne Fehler, sie haben ihre Fehler bloß akzeptiert. Sie setzen sich genauso mit Schönheitsmakeln, Neurosen und belastenden Erfahrungen auseinander. Sie leben in derselben Gesellschaft wie wir alle, in der hart über unsere Schwächen gerichtet wird. Und trotzdem schaffen sie es, sich mit ihren Schwächen zu akzeptieren. Lana aber schafft es nicht, ist gefangen in ihrem Perfektionismus. Die 22-Jährige gehört zwar nicht zu jenen Absolute Beginners, die vordergründig leiden. Sie hat ein ausgefülltes Leben mit einem zeitraubenden ersten Führungsjob und einem Netzwerk aus Freunden, das von Österreich bis an die Nordseeküste reicht. Aber die Traurigkeit und Einsamkeit nagen an ihr. »Ich bin kein zufriedener Single. Meine Sehnsucht nach einer Beziehung ist unendlich groß«, gesteht sie. »Mein Lebensplan ist fehlgeschlagen! Meine Erwartungen von früher bezüglich der Partnerschaften, Erfahrungen, Kinder, die ich bevorstehen sah, haben aber auch gar nichts mit meiner aktuellen Situation zu tun. Das ist, wie wenn man lange für eine Klassenarbeit gelernt hat, mit einem guten Gefühl aus der Prüfung geht und dann doch nur eine vier bekommt.«

Obwohl Schamgefühl, Perfektionismus und Bindungsangst ein weit verbreitetes Phänomen und geradezu charakteristisch für unsere heutige Gesellschaft sind, gibt Psychologin Stefanie Stahl zu, dass es sich bei der Ausprägung, in der die Absolute Beginners dem ausgeliefert sind, um einen Spezialfall handelt. Stahl nennt es »eine extreme Form, sich unangreifbar zu machen«. »Die Absolute Beginners«, erklärt die Psychologin, »sind so stark in ihrer Unsicherheit gefangen, dass sie Nähe gar nicht erst zulassen. Dabei gibt es nicht wirklich einen Grund für ihre Unsicherheit, schließlich sitzt ihnen der potentielle Partner nicht mit einem Messer in der Hand gegenüber, sondern es sind die eigenen Unzulänglichkeiten und Erwartungen, die sie auf ihr Gegenüber projizieren.« Ich habe an jedem was auszusetzen, dann haben die anderen bestimmt auch an mir was auszusetzen. Warum also sollte ich hoffen, dass mich jemand lieben könnte? Ich erwarte, dass mein potentieller Partner meinen Ansprüchen genügt, also haben die anderen bestimmt auch Ansprüche an mich, und denen kann ich sowieso nicht genügen, beziehungsweise sehe ich überhaupt nicht ein, mich ihnen zu stellen.

Schüchternheit in Zeiten des Selbstmarketings

Die Zeiten, in denen wir leben, sind auch die des Selbstmarketings. Jeder, der will, kann »seine 15 Minuten Ruhm« (»15 minutes of fame«) haben. Vielleicht nicht auf der ganz großen Bühne, aber per Eigenpräsentation auf Facebook und YouTube oder bei »Deutschland sucht den Superstar«, »Germany's Next Topmodel«, »Frauentausch« oder »Die Kochprofis«. Für diese 15 Minuten versuchen wir, unser Selbst zu optimieren: mit beschönigenden Fotos, durch das Verschweigen von Informationen und das Hervorheben von anderen. Soziologin Eva Illouz beschreibt diese Tendenz in unserer Gesellschaft folgendermaßen: »Wille und Begehren, zuvor auf die Entwicklung fester Bindungen gerichtet, wurden auf die Entwicklung einer coolen Individualität umgepolt.« Und während es viele Menschen genießen, in die Aufmerksamkeit der Öffentlichkeit zu rücken, leiden mindestens genauso viele Menschen darunter, dass es als uncool gilt, wenn jemand keine Lust hat, bei diesem Spiel mitzumachen. Wem es nicht in die Wiege gelegt ist, sich in den Vordergrund zu drängen, der hat es heute schwer, überhaupt wahrgenommen zu werden. Wer sich von Facebook und Co. einschüchtern lässt, wird noch schneller zum Außenseiter oder eben – weil die Social Media heute eine so große Rolle in der Beziehungsanbahnung spielen – zum Absolute Beginner. Es ist kein Geheimnis, dass viele Absolute Beginners von Facebook und anderen sozialen Netzwerken nichts halten (offiziell, weil sie dort mit ihrem vermeintlichen Makel viel zu leicht zu identifizieren wären). Dabei hat das Internet ihnen große Dienste geleistet. Denn erst durch diese neue technische Errungenschaft haben sie die Möglichkeit, sich anonym und ortsunabhängig zu einer Community zusammenzufinden. So verschwinden sie heute nicht mehr, und das unterscheidet sie am deutlichsten von den Alten Jungfern und Hagestolzen, als individuelle Fälle in der Versenkung des gesellschaftlichen Bewusstseins, sondern werden als das wahrgenommen, was sie sind: eine Szene, ein soziales Phänomen.

Welche Rolle die Gesellschaft dabei spielt

In meinen Gesprächen mit den Absolute Beginners, die die Grundlage für dieses Buch bilden, habe ich sie auch zum Einfluss der Gesellschaft auf ihre Situation befragt. Manche der Zusammenhänge, die sie sehen, leuchten ein, andere klingen weit hergeholt. Manche werden in der AB-Community durchaus kritisch diskutiert, andere weitgehend kritiklos vorausgesetzt. Mancher Absolute Beginner versteckt sich hinter Schuldzuweisungen an die Gesellschaft, andere wissen sich auch an die eigene Nase zu fassen. Ein rein rechnerisches Argument, das in den Gesprächen und einschlägigen Internetforen von männlichen Absolute Beginners immer wieder hervorgebracht wird: Männer hätten es besonders schwer, eine Partnerin zu finden, weil in unserer Gesellschaft in allen Generationen ein Männerüberschuss herrsche. Da die Geburtenraten außerdem rückläufig seien und in den meisten Partnerschaften der Mann älter sei als die Frau, konkurrierten die Männer der größer werdenden älteren Generationen um die immer kleinere Anzahl von Frauen der jüngeren Generationen. Junge Männer blieben von Anfang an auf der Strecke. Zweitens werde den Frauen in unserer Gesellschaft durch die Medien vorgeführt, dass sich nur selbstbewusste Machertypen als Partner eignen, wodurch die eher zurückhaltenden, als »Softies« bezeichneten Männer, zu denen die Absolute Beginners oft gehören, einen Nachteil bei der Partnersuche hätten. Und drittens sei unsere Gesellschaft zwar mit ihren modernen Rollenbildern vom Elternzeit nehmenden Vater und der Karrierefrau in der Zukunft angekommen, bei den Mustern des Flirtens und Kennenlernens aber tief in der Vergangenheit stecken geblieben. Es werde immer noch erwartet, dass der Mann den berühmten ersten Schritt mache, und so entstehe Verwirrung zwischen den Geschlechtern, die ein Zusammenfinden oft verhindere.

Unabhängig vom Geschlecht der Betroffenen macht die Community der Absolute Beginners folgende gesellschaftliche Zusammenhänge und Trends für ihre Situation mitverantwortlich: Da es einen gesellschaftlichen Konsens darüber gibt, dass bestimmte Erfahrungen im Leben in dem dafür vorgesehenen Zeitfenster gemacht werden sollen, werde es den Menschen, die sich bewusst oder unfreiwillig nicht an diese Zeitfenster halten, erschwert, verpasste Erfahrungen (wie den ersten Kuss, den ersten Sex, die erste Beziehung) nachzuholen. Unfreiwillige Singles werden oft mit den sogenannten »Lifestyle-Singles«, die gern ohne Partner leben und ihre Freiheit lieben, in einen Topf geworfen, auf diese Weise käme es zu Missverständnissen, die das Zusammenfinden von paarungswilligen Singles erschweren. Das Leben wird immer schneller, neue Entwicklungen und Trends überrollen uns in einem fort, und dadurch seien wir Menschen permanent damit beschäftigt, den Anschluss nicht zu verpassen. Für die Partnersuche bleibe da kaum noch Zeit und Raum. Außerdem verbringen wir immer mehr Zeit auf der Arbeit und pflegen kaum noch einen büroexternen Bekanntenkreis, das schränke die Auswahl an möglichen Partnern extrem ein. Und da in Lebensbereichen wie Beruf, Selbstverwirklichung, Familie oder geographischer Lebensmittelpunkt heutzutage für jeden einfach alles erreichbar scheine, seien wir verführt zu glauben, dass die Möglichkeiten, einen Partner zu finden, ebenfalls unendlich seien. Das veranlasse uns dazu, uns so lange alle Türen offen zu halten, bis der Zug abgefahren sei. Und sechstens und letztens: Da das gesellschaftliche Umfeld, das junge Menschen während ihrer Persönlichkeitsentwicklung durchlaufen (Schule, Vereine, Cliquen etc.), nicht darauf ausgerichtet sei, Außenseiter zu integrieren, finde derjenige, der einmal aus dem System ausgeschlossen wurde, seinen Weg nicht mehr hinein.

Die Protagonisten beklagen bestimmte Grundeinstellungen und vergessene Werte in unserer Gesellschaft, die es ihnen schwer machen, mit ihrer Situation umzugehen, oder die sie sogar davon abhalten, ein Teil dieser Gesellschaft zu sein. »Abi, Ausbildung, Job, sehr gute Freunde, auf die ich immer zählen kann – all das bin ich«, macht uns Verena, 26, auf die vielen missachteten Aspekte ihres Lebens aufmerksam. »Ich bin nie irgendwo angeeckt, und trotzdem gibt mir die Gesellschaft das Gefühl, dass das alles nicht zählt, solange ich nicht Ehefrau und Mutter werde oder zumindest eine halbwegs normale Beziehung führe. Es wäre einfacher, mich als heimliche Geliebte eines verheirateten Mannes zu outen als zu erklären, warum ich keine Beziehung auf die Reihe kriege.« Obwohl es so viele Lebensweisen gibt, die vermeintlich aus dem Rahmen fallen, dass es schon beinahe lächerlich ist, von der »Norm« zu sprechen, hat unsere Gesellschaft dann plötzlich doch große Schwierigkeiten, Minderheiten zu verstehen.

Lara, 28, bemängelt, dass man sich nicht auf eine grundsätzliche Toleranz verlassen kann: »Warum sprechen wir eigentlich von einer zivilisierten Menschheit, wenn sie doch gar nicht zivilisiert ist? Zivilisiert bedeutet für mich, dass es keine Randgruppen mehr gibt. Aber die Menschen finden immer wieder jemanden, den sie dazu abstempeln können. Wer anders denkt als die Gruppe, der hat verloren. Und die meisten ABs denken anders. Sie rauchen und trinken selten, haben andere Interessen als in Discos abzuhängen oder in entfernte Länder zu reisen. Sie haben eine ganz andere Sicht, was Anstand und Moral betrifft. Sind noch nach der alten Schule erzogen worden. Welcher Jugendliche hält heute schon einer älteren Dame die Tür auf oder bietet einer Hochschwangeren den letzten Sitzplatz im Bus an? ABs achten auf so was.« Und für die meisten zählen die traditionellen Werte wie Treue, Familie und Geborgenheit weitaus mehr als für den großen Rest der Gesellschaft. Norbert, 49, macht den Verlust solcher Werte für die Vereinsamung vieler

Menschen verantwortlich: »In unserer Gesellschaft, die die große Freiheit predigt, geht der Zusammenhalt verloren. Viele meiner Bekannten, und nicht nur Singles, beklagen, dass ihr Bekanntenkreis immer kleiner wird und sie kaum noch jemanden finden, mit dem sie mal ausgehen können. Jeder kümmert sich um seinen eigenen Mist.«

Es ist einfach nicht jedermanns Sache, es zu genießen, dass wir uns selbst so in den Mittelpunkt stellen dürfen und um andere nicht mehr zu kümmern brauchen. Oder das Meer der Möglichkeiten, das uns heutzutage offen steht, als Chance und Freiheit zu begreifen. »Frei sein, kann [...] auch bedeuten, gerade nicht endlose Wahlmöglichkeiten zu haben«, wirft Eva Illouz im *Magazin* der *Süddeutschen Zeitung* in den Raum. Wenn wir lernen würden, unseren durch die Globalisierung auf Weitwinkel eingestellten Blick wieder ein wenig zu fokussieren und uns nicht von allem ablenken zu lassen, was am Wegesrand an Optionen wächst, dann müsste Hugo, 40, nicht mehr seufzen: »Das Leben heutzutage ist kompliziert. Kein Wunder, dass man sich da manchmal nicht zurechtfindet. Dieser Druck aus allen Richtungen, aus denen es einem entgegenruft, wie man zu sein hat, der verstärkt die Unsicherheit, die anfangs eine ganz normale Charaktereigenschaft war. Und immer wird so getan, als gäbe es für jedes Problem eine Lösung.« Du bist Single? Kein Problem! Gibt doch an jeder Ecke Unterstützung bei der Partnersuche! Nur: Ist das wirklich die Lösung? »Manchmal scheinen mir die modernen Möglichkeiten, Partner kennenzulernen, genau das Gegenteil zu bewirken«, bemerkt Rainer, 43. »Auf den ersten Blick scheint es so einfach zu sein, eine Freundin zu finden. Wenn nicht per Zufall, dann eben in einer Kontaktbörse im Internet, beim Speeddating oder auf einer Single-Party. Die Ansprüche steigen, die Auswahlraster werden feinmaschiger. Und plötzlich ist man ganz erstaunt, dass man trotz des großen Angebots einen Misserfolg nach dem anderen einstecken muss.« Und Misserfolge kratzen am Selbstbewusstsein. Wir bekommen Angst um unser Image. »Die Leute trauen sich gar nicht mehr, Single zu werden«, kritisiert Sarah, 28. »Manche Partnerschaften sind doch wirklich nur noch reine Zweckbeziehungen, aber keiner spricht die Trennung aus. Dahinter steckt die Angst, vor den anderen allein dazustehen und keinen neuen Partner zu finden. Die Angst vor der öffentlichen Reaktion.« Dabei wäre es vielleicht viel Erfolg versprechender, wenn wir uns einmal nicht dafür interessieren würden, was andere von uns denken. Wenn wir uns nicht mehr dauernd fragen würden, wie eine Bemerkung bei unserem Gegenüber ankommen könnte, sondern, was wir aus dem Bauch heraus gern loswerden würden. »Wenn wir im ganz normalen Alltag öfter mal ohne Hintergedanken zu jemandem sagen würden: ›Du, ich find' dich toll! Ich find' dich nett! Ich find' dich hübsch!‹, wenn wir uns überhaupt öfter trauen würden, Leute anzusprechen, würden sich auch mehr Beziehungen entwickeln«, glaubt Lucy, 26. »Aber so wie es ist, könnten wir im Bus neben unserem Traumpartner sitzen und würden die Gelegenheit verstreichen lassen, weil wir uns nicht mal umgesehen hätten.«

Mit anderen Worten: Die gesellschaftlichen Zusammenhänge spielen eine entscheidende Rolle beim Entstehen und Verstehen des Phänomens der unfreiwilligen Sex- und Beziehungslosigkeit. Absolute Beginners befinden sich also gar nicht so weit außerhalb der Gesellschaft, wie sie denken.

Eine Szene meldet sich zu Wort

Vor gut 25 Jahren beschäftigte sich zum ersten Mal ein Wissenschaftler mit Erwachsenen, die unfreiwillig ohne Partner geblieben waren, und zwar ihr bisheriges Leben lang. Zum ersten Mal erschien das jemandem auffällig und besprechenswert zu sein. In seinem Buch *Shyness & Love* (1987) konzentriert sich der Psychologe Dr. Brian Gilmartin aus den USA ausschließlich auf betroffene Männer. Er diagnostiziert bei ihnen eine sogenannte Love-shyness, zu Deutsch Liebesschüchternheit, und vermutet dahinter eine biologische Veranlagung, die bereits früh im sozialen Umfeld verstärkt wird.

Physikstudent Bernhard, 26, hat sich ausführlich mit Dr. Gilmartins Werk beschäftigt und identifiziert sich mit dem beschriebenen »Krankheitsbild« der Liebesschüchternheit weitaus stärker als mit dem Begriff Absolute Beginners. »Ein wahrer Augenöffner!«, sagt Bernhard über das Buch, das er in einem Psychotherapie-Forum empfohlen bekommen hat. »Und ein konkreter Anreiz, endlich an mir zu arbeiten.« Der 26-Jährige möchte sich nicht mit jenen Absolute Beginners verglichen sehen, die »eine erlernte Hilflosigkeit an den Tag legen« und in Internetforen lieber über ihr Leiden philosophieren als nach Lösungsansätzen zu suchen. »Zum Erwachsenwerden gehört dazu, Verantwortung für das eigene Leben zu übernehmen und es nach eigenen Vorstellungen zu gestalten. Es gibt ja nicht nur diesen Teufelskreis aus Sehnsucht, der einen Mann ohne Erfahrungen immer unattraktiver für Frauen macht. Es gibt umgekehrt auch eine Aufwärtsspirale: Mehr Erfahrungen mit Frauen führen zu mehr Selbstvertrauen, was wiederum zu mehr Erfahrungen mit Frauen führt.«

Bernhards Liebeserfahrungen beschränken sich auf die

unerfüllten Gefühle zu seiner ehemaligen Schulkameradin Franka, die bis heute anhalten. Er hat verschiedene Phasen und Strategien der Verzweiflung hinter sich gelassen: Die Phase, in der er seine Sexlosigkeit hinter dem Deckmantel des freiwilligen Zölibats versteckte, und Phasen der Depression und des übermäßigen Alkoholkonsums. Nach einem Streit mit seiner Mutter, der das Fass zum Überlaufen brachte, fand Bernhard den Weg in die Studentenberatung. Und seither geht es aufwärts. Der 26 Jahre junge Mann hat einen Mehrschritteplan erarbeitet, der ihn aus seiner selbst diagnostizierten Liebesschüchternheit hinausführen soll – bislang immerhin so erfolgreich, dass Bernhard sein Selbstwertgefühl wiedergefunden hat: Psychopharmaka gegen die Depressionen, Psychotherapie aufgrund der schweren Kindheit mit einem früh verstorbenen Vater und einer klammernden Mutter. Tipps vom befreundeten Profi-Verführer, einem sogenannten Pick-up Artist, gegen die mangelnde Kommunikationserfahrung mit Frauen. Im Gegensatz zu anderen Absolute Beginners spricht Bernhard im Bekanntenkreis über sein Problem, geht zur Reiki-Massage, um sich an körperliche Berührungen zu gewöhnen, betrieb zeitweise eine Website zum Thema Love-shyness und besorgte sich nicht zuletzt auf Anraten seiner Therapeutin ein Highclass-Callgirl bei einer Escort-Agentur, um seine Jungfräulichkeit loszuwerden. »Ich rechne einfach fest damit, dass das mit einer Freundin in den nächsten Jahren klappen wird«, sagt Bernhard selbstbewusst und kämpft weiter dafür, dass die Love-shyness des Dr. Brian Gilmartin als psychische Erkrankung anerkannt und erforscht wird. »Auch wenn's ein bisschen pervers ist«, resümiert er: »Ich denke, ich bin an meiner Krise gewachsen. Zumindest habe ich gelernt, dass es abgesehen von einer Liebesbeziehung noch etliche andere schöne Dinge im Leben gibt.«

Steuerberaterin Christine, 43, die als älteste Frau in diesem Buch ihre Geschichte erzählt, war Anfang 20, als Dr. Gilmartin sein Buch veröffentlichte. Sie wäre damals nicht auf die Idee gekommen, dass sich jemand für unfreiwillige Beziehungslosigkeit interessieren könnte. »Bei uns auf dem Land gab es schon immer Öhms und Täntekes, also Männer und Frauen, die keine

Partner hatten. Sogar ich, als streng katholisch erzogenes Mädchen vom Land, fand in meiner Kindheit und Jugend nichts Schlimmes daran.« Und auch Anna, obwohl sie 17 Jahre jünger als Christine ist, berichtet Ähnliches aus ihrer Jugend: »In jedem noch so alten Film oder Theaterstück kommt die Alte Jungfer vor oder die graue Maus, die kein Mann zum Tanzen auffordert. Aus dem 1500-Einwohner-Dorf, in dem ich aufgewachsen bin, kenne ich auch die realen Entsprechungen zu diesen fiktionalen Klischees. Die Bezeichnung und die Wahrnehmung der ABs in der Öffentlichkeit ist heutzutage eine andere, aber es bleibt eine Tatsache, dass es sie gibt.« Offensichtlich hat sich erst vor gar nicht allzu langer Zeit ein Einstellungswandel gegenüber den unfreiwillig Beziehungslosen vollzogen – einerseits, weil sie auf sich aufmerksam gemacht haben, und andererseits, weil unsere Gesellschaft sich selbst heute insgesamt genauer beobachtet.

1996 verblüffte Eva Margolies, tätig am Center for Sexual Recovery in den USA, in ihrem Buch *Der Mann und seine sexuellen Probleme* vor allem mit der These, dass sexuelle Unerfahrenheit ein weiter verbreitetes Phänomen sei als gemeinhin angenommen. Doch erst 1998 sollten sich die Betroffenen in Deutschland selbst zu Wort melden und ihr Recht geben: Das erste AB-Forum »Absolute Beginners – Menschen ohne Beziehungserfahrung« wurde gegründet und avancierte zur zentralen Anlaufstelle. Initiator Lion, der mit 29 Jahren seine bisher einzige Beziehung gehabt hat und inzwischen 37 Jahre alt ist, äußert sich dazu in einem kleinen Interview:

Warum war ab 1998 die Zeit reif für die Absolute Beginners, an die Öffentlichkeit zu gehen?

Das war eine spontane Sache. Ich hatte herausgefunden, dass man sich bei dem Internetanbieter Parsimony kostenlos ein Forum einrichten konnte. So was war damals neu, und ich fand es genial. Eines Spätnachmittags kam mir eine Idee, wofür ich diese Technik nutzen könnte. Ich setzte mich sofort an den PC und richtete zwei Foren ein. Eins für Traumdeutung, das nicht gut lief und deshalb bald wieder geschlossen wurde, und mein

AB-Forum, das dank einiger Erwähnungen in den Medien durchstartete wie eine Rakete.

Vorher hatte es nur sogenannte Newsgroups gegeben, bei denen die ABs sofort abgelehnt worden wären. Das war damals noch kein Thema für die breite Öffentlichkeit. Ich hatte zwar die Vermutung, dass es mehr Leute geben müsste, die so sind wie ich, aber ich war mir nicht sicher. Es war nicht so, dass mein Leidensdruck so groß gewesen wäre, dass ich mir nur über ein Forum weiterzuhelfen gewusst hätte, aber ich wollte gern Leute kennenlernen, mit denen ich mich austauschen konnte.

Hat sich das Leben für ABs geändert, seit die ersten Schritte in die Öffentlichkeit getan sind?

Ja, die Sache hat jetzt einen Namen. Und seitdem wird darüber berichtet. Offenbar brauchen die Leute einen Begriff, damit ein Phänomen fassbar wird. Neulich meldete sich ein Filmemacher im Forum, der schon vor einiger Zeit ein Stück über einen AB gedreht hatte, ohne den passenden Begriff zu haben. Er wünschte sich, er hätte die Informationen gehabt, die es heute über ABs gibt, denn dann hätte er seinem Film einen Titel mit auf den Weg geben können, mit dem die Menschen in gewissen Kreisen etwas verbinden.

Wie hat sich dein Leben verändert, seit du Urvater und Repräsentant der AB-Community bist?

Anfangs war ich sehr gefragt. Die Leute sind auch zu den AB-Treffen gekommen, um mich kennenzulernen. Seit der Gründung des ersten AB-Forums vor rund 14 Jahren ist fast kein Tag vergangen, an dem ich nicht in einem Forum unterwegs gewesen wäre. Sie sind so eine Art Lebensaufgabe geworden, auch wenn ich mich nicht mehr selbst darum kümmere, sondern vor allem die Treffen organisiere und ein AB-Wiki bei Wikipedia gestalte.

Kann man schon von verschiedenen Generationen von ABs sprechen?

Die neue Generation von ABs wird immer jünger. Früher waren die Einsteiger 25 oder 28 Jahre alt. Jetzt melden sie sich schon ab 18. Scheinbar erreichen sie diesen gewissen Punkt auf der Leidensskala, an dem man Hilfe sucht, immer früher. Als 37-Jähriger denke ich dann: Hey, du hast den Anschluss doch erst um ein paar Jahre verpasst. Wenn du jetzt intensiv daran arbeitest, kannst du noch aufholen, aber wenn du jetzt schon resignierst, dann wirst du nicht mehr aus dieser Ecke herauskommen und ein 40-jähriger AB werden, der denkt: Ach, hätte ich mit 18 doch ein bisschen mehr getan als bloß über meine Situation zu grübeln. Das Problem ist: Man kann die 18-Jährigen nur schwer überzeugen. Trotzdem werden sie bei uns nie belächelt, wir versuchen immer, ihnen zu helfen.

Vielen Dank für das Gespräch, Lion!

Nachdem sich die Absolute Beginners im Forum gefunden hatten und bald regelmäßig zu Forentreffen zusammenkamen, um einander persönlich kennenzulernen, wurden ab 1999 auch die Medien auf das Phänomen aufmerksam – zunächst vereinzelt. Ab ungefähr 2006 wurde die Berichterstattung dichter und ausführlicher. Eine Liste der Veröffentlichungen zum Thema befindet sich hinten im Literaturverzeichnis. Und so ist das Phänomen in den vergangenen 13 Jahren zunächst langsam, dann immer nachhaltiger ins Bewusstsein der Medien beziehungsweise der Öffentlichkeit in Deutschland gerückt.

Parallel zu den Journalisten beschäftigten sich vermehrt auch Wissenschaftler mit der unfreiwilligen Beziehungslosigkeit. So schrieb die Soziologin Denise Donnelly 2001 in ihrem Artikel »Involuntary Celibacy« (»Unfreiwilliges Zölibat«) im *Journal of Sex Research:* Wer den typischen Liebeslebenslauf mit Verabredungen, erstem Sex, monogamen Paarbeziehungen und schließlich der Ehe nicht durchlaufe, bekomme das zu spüren, obwohl sich unsere Gesellschaft für liberal hält. 2002 stellte die Psychologin Beate Küpper in ihrem Buch *Sind Singles anders?* eine Charakteranalyse unfreiwilliger Singles vor, beschränkte ihre These, dass eine Partnerschaft für die Betroffenen einen sehr hohen Stellenwert im Leben einnehme, jedoch nicht nur auf Absolute Beginners. Der Diplom-Pädagoge Olaf Wickenhöfer dagegen nahm in seiner Diplomarbeit *Unfreiwillig Single – Eine Studie zur Sozialisationsgeschichte und kulturellen Alltagspraxis* (2004) genau diese Zielgruppe unter die Lupe und entdeckte, dass es in den Lebensläufen der Betroffenen wiederkehrende Muster gibt. Viele der Absolute Beginners, die er befragte, benennen zum Beispiel eine überbehütete Kindheit und eine negative Lebenseinstellung der Eltern, ihre Unsportlichkeit, ihr Außenseitertum und Streberdasein sowie ihre Abneigung gegen Partys und Discotheken. Den ersten persönlichen Erfahrungsbericht legte Michael Pilinski mit *Without Embarrassment* (2006) vor. Er beschreibt sich darin als hochsensiblen Menschen, der seine Unerfahrenheit als unsouverän empfindet.

Erfahrungsberichte von deutschen Betroffenen stellte Arne Hoffmann im ersten umfassenden Werk zum Thema Absolute Beginners *Unberührt. Menschen ohne Beziehungserfahrung – Wege zu erfüllter Liebe und Sexualität* (2006) zusammen. Daraus leitete er einige Gründe ab, aus denen Menschen unberührt bleiben: Sie können nicht flirten und smalltalken, sie haben ein geringes Selbstwertgefühl. Manche wissen nicht, wie sie sich präsentieren sollen, oder haben Angst vor Nähe und Sex. Sie verhalten sich nicht ihrer Geschlechterrolle gemäß und leiden häufig an tiefer gehenden seelischen Problemen, die die Beziehungslosigkeit eher als Nebenwirkung mit sich bringen. Manche finden keine Hobbys, haben keinen Freundeskreis oder zu hohe Ansprüche an den potenziellen Partner, weshalb es oft bei einer sinnlosen Schwärmerei aus der Ferne für ein hochstilisiertes Idealbild bleibt. Nicht zuletzt gewöhnen sie sich an ihr Single-Leben und verlieren irgendwann die Motivation oder sogar die Fähigkeit, sich daraus zu befreien. Allerdings kommen bei Arne Hoffmann hauptsächlich Männer zu Wort und die Analyse der Interviews fällt im stichwortartigen Vergleich kurz aus. Auch den Beweis, dass es durchaus unberührte Menschen gibt, die psychisch gesund und sozial integriert sind und deren Lebensläufe sich wenig von einem vermeintlich »normalen« unterscheiden, bleibt Hoffmann schuldig.

Deshalb macht das Buch, das Sie gerade in den Händen halten, da weiter, wo sein Vorgänger aufhört: Es analysiert ausführlicher und stellt ausdrücklich auch weibliche Betroffene und die Unterschiede zwischen männlicher und weiblicher Wahrnehmung des Phänomens der unfreiwilligen Unerfahrenheit und Beziehungslosigkeit in den Mittelpunkt. Es befasst sich nicht nur mit betroffenen Individuen, sondern mit der AB-Szene und ihren Akteuren. Denn: Wer die Vermutung hat, er könne ein Absolute Beginner sein, hat heute den wesentlichen Vorteil, dass er online auf Informationsquellen und AB-Netzwerke zurückgreifen kann, die es vorher nicht gab (viele hilfreiche Links sind im Anhang zu finden).

Heute, wo das Medieninteresse an der Thematik gewachsen ist, steht die große Frage im Raum: Wie viele Absolute Beginners gibt es eigentlich in Deutschland? Der Hamburger Sexualwissenschaftler Gunter Schmidt berichtet in seinem Report *Spätmoderne Beziehungswelten* von 2006, dass ein bis zwei Prozent der 30-Jährigen, die in einer Großstadt leben, noch nie eine feste Beziehung und ein Prozent von ihnen noch nie Sex gehabt haben. Zu den 60-Jährigen liefert die Studie eine Zahl von zwei bis drei Prozent, die weniger als fünf Jahre ihres Erwachsenenlebens in Beziehungen gelebt haben. Neuere Zahlen einer Sexstudie des Meinungsforschungsinstituts Mindline Media für das Magazin *Neon* aus dem Jahr 2008 zeigen einen höheren Anteil an Absolute Beginners auf. Hier gaben fünf Prozent der Befragten, die zwischen 20 und 35 Jahre alt waren, an, noch nie Sex gehabt zu haben. Weitere zehn Prozent hatten bisher mit nur einer Person geschlafen und gehören möglicherweise ebenfalls zu den unfreiwillig Unerfahrenen. Denn die Rechnung »einmal Sex gleich kein AB mehr« geht nicht auf, sagt Wolfgang Cronrath, ebenfalls Betroffener und in der AB-Szene eine wichtige Persönlichkeit. Er hat sich als Autodidakt zum AB-Experten geschult und sich die Mühe gemacht, sämtliche vorliegenden Single-Studien ausführlich im Hinblick auf die unfreiwillig Beziehungslosen auszuwerten:

Wolfgang, wie weit ist das Problem der unfreiwilligen Beziehungslosigkeit bei uns verbreitet? Und kannst du erklären, wie du das berechnest?

Ich schätze den Anteil der Absolute Beginners in der erwachsenen Bevölkerung auf ungefähr zehn Prozent. Männer sind, vermute ich, doppelt so häufig betroffen wie Frauen. Es gibt mehrere Untersuchungen, die die ersten sexuellen Erfahrungen von Jugendlichen behandeln. Demnach hat die Mehrheit der jungen Leute bis zu ihrem 18. Geburtstag ihr erstes Mal erlebt. Danach flacht die Kurve auffällig schnell ab. Das heißt, wer bis 18 keinen Sex hatte, holt sein erstes Mal oft so schnell nicht nach. Mit etwa 20 Jahren wird also erfassbar, wer gut mit dem anderen Geschlecht umgehen kann und wer nicht. In diesem Alter haben je nach Quelle fünf bis zehn Prozent der Männer und etwa halb so viele Frauen noch keinen Geschlechtsverkehr gehabt und der Erfahrungsstand wächst nur noch langsam.

Die beste Studie über Singles ist meines Erachtens die Dissertation *Sind Singles anders als die anderen?* von Beate Küpper. »Nur zehn Singles (davon neun männlich) hatten noch nie eine feste Partnerschaft. Diese Probanden sind allerdings nicht, wie man vielleicht vermuten könnte, einfach nur noch sehr jung. Das Alter derjenigen, die noch nie eine feste Beziehung hatten, beträgt im Schnitt 31 Jahre«, so Küpper. Die erwähnten neun Single-Männer entsprechen einem Anteil von etwa fünf Prozent der untersuchten Altersgruppe. Wenn ich nach meiner Definition dann noch die Langzeit-Singles dazuzähle, die irgendwann schon mal ein wenig Beziehungserfahrung sammeln konnten, komme ich auf eine Schätzung von insgesamt zehn Prozent.

Vielen Dank, Wolfgang!

Auch wenn eine Schätzung nur grob bleiben kann, wollen wir einmal die konkreten Zahlen bemühen, um zumindest einen Eindruck zu bekommen, wie viele Absolute Beginners es in Deutschland gibt: Wenn verschiedene Studien die Dunkelziffer der ABs in Deutschland in der Altersgruppe der 21–45-Jährigen auf fünf bis zehn Prozent beziffern und laut Bevölkerungsstatistik des Statistischen Bundesamtes (Zahlen von 2009) rund 24 Prozent der rund 82 Millionen Menschen in Deutschland zu ungefähr dieser Altersgruppe (20–40 Jahre) gehören, macht das eine AB-Dunkelziffer von grob geschätzt ein bis zwei Millionen Deutschen im Alter zwischen 20 und 45 Jahren.

Diejenigen von ihnen, die in diesem Buch von sich erzählen, bilden keine repräsentative Stichprobe. Doch das Zufallsprinzip, nach dem ihre Geschichten ausgewählt worden sind, bringt die Erkenntnis: Neben vielen Übereinstimmungen gibt es darin ebenso viele gravierende Unterschiede. Weder das Muttersöhnchen, das die Frauen abschreckt, weil es mit 40 noch im Elternhaus lebt, ohne daran etwas Sonderbares zu finden, noch die wählerische Prinzessin, die frei nach dem Märchen vom König Drosselbart keinen Mann findet, weil sie an jedem Kandidaten etwas auszusetzen hat, stehen als Prototypen eines männlichen und weiblichen Absolute Beginners. Selbst die Beobachtung der Szene im Internet erlaubt kein Urteil über den »typischen« AB. »Die AB-Szene, das sind ja nur die internetaffinen ABs«, sagt AB-Urvater Lion. »Und das Internet verfälscht die Statistik. Viele gut gebildete Menschen nutzen unser Forum, aber kaum jemand aus bildungsferneren Schichten. Wir haben Anwälte, Physiker und Biologen dabei, die sich untereinander oft sofort gut verstehen, aber ein Arbeiter, der einmal zu einem Treffen kam, hat sich nicht so wohlgefühlt.« Die Tatsache, dass die »typischen« Absolute Beginners in der Szene eher intellektuell anmuten, mag allerdings auch darin begründet sein, dass Bildung ein Merkmal ist, das laut Studien auf Singles generell häufig zutrifft. Tendenzen hin oder her – die Geschichten in diesem Buch beweisen, wie facettenreich das Phänomen der unfreiwilligen Beziehungslosigkeit ist.

Das Spektrum der Protagonisten

Ich habe für dieses Buch Frauen und Männer zwischen 20 und 49 Jahren befragt. Der Vergleich ihrer Geschichten erlaubt Rückschlüsse auf die Entwicklung einer Persönlichkeit vor dem Hintergrund der dauerhaften Beziehungslosigkeit und sexuellen Unerfahrenheit. Das Berufsspektrum reicht bei den Männern von Studenten über mehrere Informatiker und den Logistiksachbearbeiter bis hin zum Sozialpädagogen und zu Mitarbeitern in der Psychiatrie und einer gemeinnützigen Einrichtung. Die Informatiker mögen ins AB-Klischee passen, verbringen sie doch nach eigenen Aussagen mehr Zeit vor dem PC als mit Menschen und noch dazu in einer von Männern dominierten Branche, was nicht folgenlos bleibt. Und doch stellen sich in diesem Buch immer noch genügend Männer mit Berufen vor, die als kontaktorientiert einzustufen sind. Die Geschichten dieser Männer legen eher die Vermutung nahe, dass es keinen Zusammenhang zwischen dem Beruf und der unfreiwilligen Beziehungslosigkeit gibt. Genauso wie die Geschichten der Frauen, die bunt gemischt als Erzieherin, in einem Pharmazieunternehmen und einem Forschungslabor, als Chefassistentin, Bürokauffrau, Bankkauffrau, Steuerberaterin, Bibliothekarin und Sekretärin arbeiten. Lediglich die Bibliothekarin äußerte ihre Befürchtung, dass sie ein AB-Klischee erfülle: das des stillen, ungeselligen Bücherwurms.

Gelegentlich wird darüber spekuliert, ob Absolute Beginners häufiger in Großstädten oder in der Provinz leben. Dass Singles grundsätzlich eher Großstadtmenschen sind, weil sie sich dort weniger beobachtet fühlen und die Freizeitangebote auf ihre Bedürfnisse zugeschnitten sind, ist aus zahlreichen einschlägigen Studien allgemein bekannt. Aber gilt das auch für die Single-Untergruppe der Absolute Beginners? Die Geschichten in diesem Buch liefern dazu keine eindeutige Antwort. Auch hier ist das Spektrum breit gefächert, denn meine Interviewpartner wohnen flächendeckend verteilt in Großstädten, Kleinstädten und 500-Seelen-Dörfern irgendwo zwischen Rostock und Wien.

Es sind Wortmeldungen zu finden von Absolute Beginners, die in der Online-Community sehr aktiv oder sogar als Forenadministratoren und -moderatoren tätig sind, von Betroffenen, die sich nur gelegentlich reinklicken, um nachzulesen, wie es ihren Leidensgenossen geht, und auch unfreiwillig Beziehungslose, die die Szene im Internet überhaupt nicht kannten.

Zur weiteren Kategorisierung wird in der Szene der Absolute Beginners zwischen HC-ABs (Hardcore) und SC-ABs (Softcore) unterschieden. Die meisten Protagonisten in diesem Buch fallen in die Kategorie Softcore, was bedeutet, dass sie nicht völlig unberührt geblieben sind. Sei es Simone, 25, und ihr unbefriedigender Kuss mit einem anderen AB oder Bernhard, 26, der sich nach langem Zögern seine ersten sexuellen Erfahrungen bei einer Escort-Agentur gekauft hat. Zur Kategorie Hardcore-ABs gehören Bonnie, 33, Jörg, 33, und Anna, 26, die nicht nur unberührt geblieben ist, sondern sogar behauptet, noch kein einziges Mal verliebt gewesen zu sein.

Weitere AB-Unterkategorien befassen sich mit den Ursachen, die die Absolute Beginners für ihre unfreiwillige Beziehungslosigkeit nennen. Als Gesichts-ABs bezeichnen sich etwa Absolute Beginners, die vor allem ihr Aussehen dafür verantwortlich machen, dass sie bisher keinen Partner gefunden haben. Auffällig viele Protagonisten dieses Buches haben Probleme mit ihrem Äußeren. Hinter dem Begriff Luxus- oder auch Anspruchs-AB verbergen sich Betroffene, die allein bleiben, weil sie niemanden finden, der ihren hohen Ansprüchen an den Idealpartner genügt. Wobei schwer zu definieren ist, wo hier die Grenzen liegen zwischen verständlichen Erwartungen und überzogenen Ansprüchen.

In der Szene werden weibliche Absolute Beginners auch WABs abgekürzt oder ABinen genannt. Erstmalig in der deutschen Sachliteratur sprechen in diesem Buch Frauen in einer nennenswerten Anzahl über ihre Beziehungslosigkeit und Unerfahrenheit. Und das, obwohl mir am Anfang meiner Recherche aus Betroffenenkreisen prophezeit wurde: »ABinen zu finden, dürfte schwierig sein, es gibt nämlich keine!« Dabei gibt es durchaus weibliche ABs, und ich habe mit einigen von ihnen gesprochen. Woher kommt die geradezu aggressiv vorgetragene Überzeugung der Männer, dass das Gegenteil der Fall sei? Argument eins: In den AB-Foren im Internet sind nachweislich weniger Frauen als Männer angemeldet beziehungsweise als aktive Schreiber präsent. Stellvertretend für viele ABinen hat Lucy, 26, eine Erklärung: »Die Männer mit ihren sturen Sichtweisen und ihrem Glauben, das Leid der Welt für sich gepachtet zu haben, sind Grund genug für viele ABinen, sich nicht aktiv an den

Foren zu beteiligen. Als Frau hat man dort immer das Gefühl, seine Position verteidigen zu müssen. Dabei haben wir das gleiche Problem und leiden genauso wie die Männer. Wir gehen nur gefestigter damit um und können uns trotz allem besser dem Alltag stellen.« Argument zwei: Frauen, die noch keinen Partner gehabt haben und darunter leiden, sind keine ABs, sondern selbst schuld. Mindestens kostenlosen Sex ohne Liebe könnte angeblich jede von ihnen bekommen, wenn sie nur wollte. Doch dieses Argument lässt selbst Norbert, 49, seinen männlichen Schicksalsgenossen nicht durchgehen, denn es gilt in seinen Augen für beide Geschlechter: »Natürlich könnte ich mich irgendeines Sozialfalles annehmen und bekäme zur Belohnung vielleicht sogar Sex. Nur funktioniert das so eben nicht. Dabei würde eine ganze Reihe von Bedürfnissen auf der Strecke bleiben.« In der Tat ist die wirklich interessante Frage nicht, ob die Frauen oder die Männer prozentual mehr ABs stellen, sondern, was ihre geschlechtsspezifischen Erfahrungswelten unterscheidet. Und eben diese Unterschiede werden später noch beleuchtet. Eine andere zentrale Frage dieses Buches lautet: Was ist denn eigentlich anders gelaufen in der Biographie der Absolute Beginners? Manche Schicksale sind von einem Trauma oder einem bedeutsamen Einschnitt in der Kindheit oder Jugend geprägt. In der Lebensphase, die andere damit verbringen, erste Erfahrungen mit Sex und Liebe zu sammeln, haben diese Betroffenen einschneidende Erlebnisse zu verarbeiten gehabt und dann den Anschluss verpasst. Christine, 43, hat viele Jahre damit verbracht, über den Selbstmord ihrer Mutter hinwegzukommen, bevor es ihr mit Ende 30 überhaupt erst in den Sinn kam, sich Gedanken über Männer zu machen. Norbert, 49, wollte Priester werden und hat nie nach einer Beziehung gesucht, bis er mit 25 von diesem Wunsch abkam, aber nicht mehr so einfach auf das »normale Leben« umschalten konnte. Einige ABs, die in diesem Buch zu Wort kommen, haben wiederum ein Erlebnis gemeinsam, das ihre Entwicklung stark beeinflusst hat: die Scheidung der Eltern. Zwar haben Scheidungskinder nicht per se ein erhöhtes Risiko, zum AB zu werden, und manche Scheidungskinder unter den ABs betonen klar und deutlich, dass es in dieser Hinsicht keinerlei Zusammenhang gibt. Andere Betroffene aber stellen diese Verbindung ungefragt her, zum Beispiel Anna, 26: »Auch wenn sie sich erst trennten, nachdem ich zu Hause ausgezogen war, kann ich mich an heftige Streitereien um Geld und Abhängigkeiten aus der Zeit davor erinnern. Darum bin ich wohl so sehr auf meine Unabhängigkeit bedacht und binde mich so ungern.«

Nicht jeder AB-Lebenslauf ist von einem derart bedeutenden Einschnitt geprägt. In manchen Geschichten sind es eher kleingestaltige Unvorhersehbarkeiten, die verhindert haben, dass jemand während der Pubertät den Umgang mit dem anderen Geschlecht ausprobieren konnte. Oft sind diese fehlenden Erfahrungen nicht mehr nachzuholen gewesen und zum Dauerzustand geworden. Als Beispiel sei Jörg, 33, angeführt, in dessen Schulklasse fast nur Jungs gingen, und der später weder im naturwissenschaftlichen Internat noch im Fachbereich Informatik an seiner Universität vielen Frauen begegnete. Bei manchen Absolute Beginners war es die strenge Erziehung, die während ihrer Jugend in die natürliche Entwicklung eingriff, so wie bei Sarah, 28, deren Mutter darüber bestimmte, mit wem sie befreundet sein durfte und mit wem nicht. Rainer, 43, berichtet, seine Mutter hätte ihm ganz konkret verboten, mit Mädchen zu spielen.

Viele meiner Protagonisten empfinden sich nicht nur in Bezug auf Liebesdinge als »aus der Art geschlagen«, sondern betrachten sich grundsätzlich als Eigenbrötler. Manche von ihnen sind nicht einmal besonders verwundert, dass sich darüber hinaus auch der Lebensbereich Sex und Beziehungen bei ihnen anders gestaltet. Rainer, 43, kann sich zum Beispiel überhaupt nicht an eine Zeit erinnern, in der er nicht der Lonesome Wolf gewesen wäre, unmodisch gestylt und ohne Hobbys. Auch Anna, 26, beschreibt sich als Mobbingopfer seit Kindergartentagen.

Zur Gruppe der Geschichten mit einem »undramatischen« Hintergrund gehören auch die, deren Hauptpersonen die Theorie des »kleinen Auslösers« verfolgen: Wäre ihr Leben in einem einzigen Moment in der Vergangenheit anders verlaufen, hätten sie heute vielleicht keine Probleme bei der Partnersuche. Bonnie, 33, überlegt, ob ihr Schwarm Jack ihr ein für allemal die Möglichkeit verbaut hat, locker auf Männer zuzugehen, als er ihr sagte, sie habe einen tollen Charakter, sei ihm aber zu dick: »Was wäre, wenn ich mit 19 nicht dieses prägende Erlebnis mit dem ersten Mann gehabt hätte, der mir wirklich wichtig war? Würde ich dann heute in einer ganz normalen Beziehung leben, anstatt hier meine Geschichte zu erzählen?«

Das Spektrum der Hintergründe in der Community der Absolute Beginners ist unendlich groß. Zwar ziehen sich bestimmte Muster wie ein roter Faden durch die verschiedenen Lebensläufe – und doch bleibt jede Geschichte ein Einzelstück. Wer warum zum Absolute Beginner wird, lässt sich nicht vorhersehen, sondern nur im Nachhinein verstehen.

Anschluss verpasst – junge Absolute Beginners

Laut der Dr.-Sommer-Studie von *Bravo* aus dem Jahr 2009, für die 1228 Elf- bis 17-Jährige über ihr Gefühlsleben, ihr Sexualverhalten und ihre Körperwahrnehmung interviewt wurden, haben mit elf Jahren 34 Prozent der Mädchen und 40 Prozent der Jungen schon mal einen Kuss auf den Mund bekommen – und viele schwärmen in dem Alter bereits für jemanden. Mit 14 haben 56 Prozent der Mädchen und 47 Prozent der Jungen schon mal mit Zunge geküsst. Rund ein Drittel der Jungen und Mädchen haben mit 14 ihr erstes Petting-Erlebnis hinter sich, ebenfalls mit 14 Jahren sind 64 Prozent der Mädchen und 52 Prozent der Jungen schon in einer festen Beziehung. Den ersten Sex erleben die Jugendlichen durchschnittlich zwischen 16 und 17 Jahren.

Zwar geben Experten nach dieser und spätestens nach den neuesten Jugendsexualität-Studien der Bundeszentrale für gesundheitliche Aufklärung Entwarnung: Der Trend zum »Je früher, desto besser« ist gebrochen. Doch Fakt ist auch, wie die Studien zeigen, dass Liebe und Sex heutzutage schon mit etwa elf Jahren für junge Leute ein Thema werden. Ganz egal, wann dann tatsächlich der erste Kuss oder der erste Sex geschehen, und ganz egal, ob vielleicht nur ein oder zwei Klassenkameraden tatsächlich schon weiter sind als man selbst – gefühlt ist bereits ab diesem Alter der Druck da, mit den anderen mitzuhalten und den Anschluss nicht zu verpassen. Wenn ich also ein Gespräch mit einem Anfang 20-jährigen Absolute Beginner führe, muss ich bedenken, dass er bereits ein ganzes Jahrzehnt des gefühlten Versagens hinter sich hat. Meine Erfahrungen während der Recherchen zu dem Buch decken sich durchaus mit den Beobachtungen des Diplom-Pädagogen Olaf Wickenhöfer, der in seiner Studie *Unfreiwillig Single* (2004) feststellt, dass die Betroffenen schon im frühen Erwachsenenalter resignieren und sich als ewige ABs betrachten.

Junge Absolute Beginners müssen sich häufig anhören, dass der Zug für sie doch noch gar nicht abgefahren sei und dass der eine eben später als der andere seine ersten Erfahrungen sammele. »Das kommt schon noch!«, lautet der klassische Spruch, Spätzünder nennt man sie gern, doch die Betroffenen können das ganz und gar nicht lustig und erst recht nicht tröstlich finden. Sie sind unfreiwillig ohne Liebe und Sex, und das in einem Alter, in dem es noch nicht viele Lebenserfolge in anderen Bereichen aufzuweisen gibt, die den Blick der Altersgenossen ablenken könnten. Sie leiden! Physisch unter den Wallungen der Hormone, die sie durch das Teenageralter begleitet haben und bislang keine Erleichterung fanden, psychisch durch den ständigen Vergleich mit den Altersgenossen, die kein anderes Thema als die erste Beziehung, den ersten Sex zu kennen scheinen. Und die adoleszenten Selbstzweifel werden durch das Außenseitergefühl nur noch verstärkt. Jugendcliquen zerbrechen und die Partnerlosen bleiben einsam zurück.

Nicht zuletzt entsteht das Leiden der jungen Absolute Beginners dadurch, dass sie sich nicht ernst genommen fühlen. Bastian, 20, fühlt sich ungerecht behandelt, wenn er mit 14-jährigen Mädchen und ihrem Liebeskummer in einen Topf geworfen wird: »Ich bin kein Kind mehr, ich stelle erwachsene Ansprüche an das Leben.« Auch Ahmet, 22, erträgt für sein Empfinden schon sehr lange sehr viel: »Je länger ich mich alleine durch diese schwere Gefühlswelt schlage, desto abgestumpfter werde ich innerlich und desto weniger bin ich in der Lage zu empfinden. Und desto gefühlskälter wirke ich auf meine Umgebung«, beschreibt er seine Entwicklung in den vergangenen Jahren.

Zu den jungen Absolute Beginners zählen wir Betroffene bis zu einem Alter von Mitte 20. Laut der Einschätzungen von Bürokauffrau Lara, 28, die als Ex-ABine jetzt Moderatorin in einem der AB-Foren ist und einen gewissen objektiven Überblick über die Szene hat, gibt es eine unsichtbare Grenze etwa in diesem Lebensalter: »Offiziell gelten zwar alle Unerfahrenen ab 20 schon als ABs, aber ich finde das zu früh. Viele Forenmitglieder haben es bis zu ihrem 25. Geburtstag geschafft, einen Partner zu finden, oder sind bis dahin zumindest persönlich einen großen Schritt vorangekommen. Ich würde die Altersgrenze irgendwann zwischen 25 und 30 ansetzen. Vorher gibt es im Leben zu viele andere Prioritäten. Da studiert man oder macht eine Ausbildung, da ist man mit der Selbstfindung beschäftigt. Erst wenn es mit der Beziehung nicht klappt, obwohl man langsam an eine Familie oder etwas Dauerhaftes denkt, wird das Alleinsein zum Problem.« Wir übernehmen diese Altersgrenze, jedoch nicht, um die jüngeren Betroffenen aus der Gruppe der Absolute Beginners auszuklammern, sondern lediglich, um die typischen Phasen eines Absolute-Beginner-Lebenslaufes besser beleuchten zu können.

Wie wir im Abschnitt über die mittleren Absolute Beginners noch hören werden, besteht allerdings häufig ein auffälliger Unterschied zwischen den Geschichten der Männer und denen der Frauen. Unerfahrene Frauen scheinen mit Anfang 20 nicht einmal annähernd so verzweifelt zu sein wie die Männer im gleichen Alter, wenn sie ihre Unerfahrenheit überhaupt schon als »unnormal« oder »problematisch« wahrgenommen haben. Das erklärt auch, warum sich außer Bastian und Ahmet noch mehrere Anfang 20- und sogar unter 20-jährige Männer bewarben, um mir ihre Geschichten zu erzählen, während sich bei den Frauen in dieser Altersgruppe nur Lana und Simone meldeten. Simone leidet eher still vor sich hin und kann die Sache mit ihren 25 Jahren manchmal sogar positiv sehen: »Vielleicht bekomme ich einfach noch etwas Zeit geschenkt, um mich erstmal selbst zu finden, ehe ich mich auf eine Beziehung einlasse.« Den Männern fällt das schwerer.

Was junge Absolute Beginners beider Geschlechter gemeinsam haben: Sie fühlen sich reifer als ihre Altersgenossen. Nicht umsonst hat die Wissenschaft neuerdings das »gefühlte Alter«, das nicht selten um zehn Jahre vom realen Alter einer Person abweicht, als Messlatte entdeckt. Freilich eher im umgekehrten Zusammenhang, nämlich um Senioren zu beschreiben, die sich noch jung und fit fühlen. Jedoch funktioniert die Idee vom »gefühlten Alter« auch anders herum, zum Beispiel bei Bankkauffrau Lana, 22: »Wie kann ich ein Spätzünder sein, wenn mir seit meinem zwölften Geburtstag jeder sagt, wie reif ich wirke und wenn ich mich auch selber als reif empfinde? Ich glaube nicht, dass einer, der mit 35 immer noch Single ist, als 22-Jähriger gedacht hat: ›Ach, ist doch alles noch nicht so schlimm, ich gebe mir noch zehn Jahre, ehe ich anfange, Trübsal zu blasen. Beziehungen mit 22 sind doch sowieso bloß Sandkastenlieben!‹ Wer definiert überhaupt die Grenze zwischen einer Sandkastenliebe und einer ›echten, erwachsenen‹ Beziehung?«

Wir nicht. Wir versuchen nur, durch die Einteilung in junge, mittlere und ältere Absolute Beginners und den Vergleich der Altersgruppen miteinander etwas Licht ins Dunkel dieser Szene zu bringen.

»Ich bin ein Verdurstender, der hinter einer dicken Glasscheibe Tausende Liter kaltes Wasser erblickt.«

Bastian, 20, Fachinformatiker, wüsste zu gern, wie es sich anfühlt, verliebt zu sein.

Das mag vielleicht noch nicht alt klingen, 20. Aber für einen wie mich, der seine gesamte Pubertät ohne eine einzige Beziehung zu einer Frau erlebt hat und jetzt als junger Erwachsener immer noch allein ist, für den fühlt sich das an wie eine Ewigkeit. Und das hat nichts mit der realitätsfernen Melancholie eines Teenagers zu tun. Ein 20-Jähriger denkt über Beziehungen nicht mehr wie ein 14-Jähriger, der gern eine Freundin hätte, weil alle eine haben. Ich bin kein Kind, ich stelle erwachsene Ansprüche ans Leben. Und ich will, dass sich meine Sehnsüchte endlich erfüllen.

Allein zu sein, schon immer, während sich die anderen »fröhlich paaren«, das ist, als wäre man am Verdursten und würde hinter einer dicken Glasscheibe tausende Liter kaltes Wasser erblicken. Dieses Gefühl ist auch mit 20 schon unerträglich. Die vielen Zurückweisungen durch Frauen und mein Nachholbedarf in der Liebe haben mich zu einem neurotischen und fast kranken Menschen gemacht. Reicht das nicht als Beweis dafür, dass man auch mit 20 schon sehr unter seiner Unerfahrenheit leiden kann?

Seit ich 16 bin, ist die Sehnsucht nach einer Freundin für mich zu einem Problem geworden. Meine Freunde tauchten einer nach dem anderen im Doppelpack in unserer Stammpizzeria auf, nur ich kam jedes Mal allein. Als einziger Single an einem Tisch mit vier Pärchen reagiere ich sehr sensibel auf jede Streitigkeit inmitten all der Harmonie. Sie fetzen sich wegen belangloser Dinge – und ich wäre für mehr Glück bei den Frauen bereit, mir einen Arm abzuhacken!

Ich sehne mich, plump gesagt, genauso danach, mit einer geliebten Person im Arm einzuschlafen, wie durch einen Blowjob geweckt zu werden. Ich bin sehr ausgeglichen, wirklich kein Typ für Stimmungsschwankungen. Aber wenn ich auf dem Heimweg von der Arbeit Pärchen auf einer Bank im Grünen sitzen sehe, Händchen haltend, küssend, geht die Kurve nach unten. Und unten lauern Einsamkeit und Frust. Egal, wo ich eine hübsche Frau sehe, verspreche ich mir sofort: »Irgendwann wirst du neben so einer aufwachen!«, und dann verschlechtert sich meine Laune rapide.

Vier oder fünf Frauen gab es, in die ich verliebt war, glaubte verliebt zu sein. Jedes Mal war das Gefühl intensiver als bei der Frau davor, jedes Mal wurde ich abgewiesen. Im Nachhinein kann ich gar nicht mehr sagen, ob ich tatsächlich verliebt war oder einfach bloß von ihrer Attraktivität geblendet. Aber wenn es wirklich nur Geilheit gewesen wäre, würde das bedeuten, dass ich vielleicht gefühlskalt bin und nur deswegen noch keine echten Erfahrungen mit der Liebe machen konnte. Ein beängstigendes Gefühl: nicht zu wissen, wie es sich wirklich anfühlt, verliebt zu sein.

Zum letzten Mal war ich vor ungefähr einem Jahr verliebt. Wenn ich meine Gefühle da richtig interpretiere. Damals war ich auf dem Trip, Kontakt mit alten Schulkameradinnen aufzunehmen sei leichter, als neue Frauen kennenzulernen. Nach einigen weniger schönen Dates hatte ich endlich Glück. Sie hieß Bine und war auf der Realschule zwei Klassen unter mir gewesen. Wir gingen nachmittags Eis essen, abends ins Bistro, nachts bei mir DVDs schauen und in den frühen Morgenstunden auf dem Kindergartenspielplatz in der Nähe ihres Elternhauses reden. Eine Zeit lang fast jeden Tag. Als ich ihr gestand, dass da von meiner Seite aus mehr als Sympathie war: der erste Korb. Das liefe alles zu perfekt, sagte Bine. Und da kam ich auf die tolle Idee: »Wenn ich sie nicht glücklich machen kann, dann muss ich jemanden finden, der es kann.« Wie ich das bereue! Als ich Bine und meinen alten Schulkameraden, der dank meiner Kuppelei heute ihr Lover ist, mal auf einer Geburtstagsfeier traf, hätte ich ihm am liebsten mit meiner Faust die Nase gebrochen.

In so einer Stimmung, die von Aggression und Traurigkeit geprägt ist, identifiziere ich mich mit den Lyrics aus dem Song »Glück und Asche« von der Band Samsas Traum:

»Ich hasse alle Menschen,
Und ich hasse sie für immer,
Weil sie für mich wie Spiegel sind,
Der nur hässliche Wahrheit zeigt,
Und in ihm seh' ich mich: ein Kind,
Das lauter als die andern schreit
Und sich, weil es die Welt verpasst,
Viel mehr noch als die andern hasst.«

Woran liegt es, dass mir das Glück verwehrt bleibt? Das frage ich mich in jeder freien Minute. Ich bin doch kein schlechter Mensch! Bin äußerst ehrlich, moral- und wertegesteuert, hilfsbereit, höflich, treu und zuvorkommend. Aber immer wieder muss ich zugucken, wie Kerle mir vorgezogen werden, die schlecht über Frauen reden, die niemals genug haben, egal wie viel Geld und wie viele Frauen sie besitzen.

Dadurch, dass ich nur noch Pärchen kenne, ist für mich das Angebot an Frauen total geschrumpft. Wer durch seinen Job als Kassierer, Customer Relationship-Manager oder Friseur viel mit Menschen in Kontakt kommt, hat eine größere Chance, den passenden Partner zu finden, als ich, der Informatiker, der mit Kunden direkt nichts zu tun hat. Minuspunkte gibt es für mein Selbstwertgefühl: Weil ich lange Zeit übergewichtig war, ist das nicht sehr stark ausgeprägt. Da sinken die Chancen weiter in den Keller, angetrieben von einer gehörigen Portion Pech.

Das sind ein paar Erklärungsversuche, aber die Grübelei hört nicht auf: Warum passiert das gerade mir? Bin ich selbst daran schuld? Oder das Schicksal? Der Zufall? Habe ich kein Glück verdient? Bin ich gar nicht der gutmütige Mensch, der ich glaube zu sein? Liegt es am Aussehen? Am Charakter? An der Kleidung? Am falschen Auto, dem falschen Handy oder der falschen Armbanduhr? Am Freundeskreis? An meiner Ausdrucksweise? An meiner Frisur? An meinem Lachen, meinem Grinsen, an der Form meiner Füße? Überall entdecke ich Kleinigkeiten, die ich besser machen könnte, um mehr Chancen bei den Frauen zu haben. So werde ich zum gewissenhaften Fingernagelfeiler, Schuhpolierer, Wohnungsputzer, Intimbereichrasierer, Augenbrauenzupfer, Klamottenwäscher, Parfümauftrager – alles nur, um für den Fall der Fälle perfekt gerüstet zu sein.

Neulich habe ich eine Erfahrung mit einer Frau gemacht, die auch wieder ergebnislos abgebrochen wurde: eine Nacht in Berlin. Pizzaessen mit Freunden. Maren und ich zurück ins Hotel, wir haben ein Doppelzimmer genommen, um Geld zu sparen. Die einzige Lichtquelle eine gedimmte Nachttischlampe für die Stimmung. Während eines Chats per Webcam hatte ich Maren einmal erzählt, dass ich ein göttlicher Masseur bin, und sollte das nun beweisen. Nach einer Dreiviertelstunde konnte und wollte ich nicht mehr, ließ mich auf sie fallen. Wir kuschelten, wälzten uns herum, streichelten einander. Maren küsste mich.

Und das war … komisch. Ich wusste ja nicht, wie das ging, machte ihre Zungenbewegungen einfach nach, das hat mir nicht gefallen. Wir ließen das mit dem Küssen sein. Ich probierte lieber ein paar Tipps aus, die ich im Laufe der Jahre gesammelt hatte. Ohrläppchenknabbern war schön. Ich versuchte es auch mit Oralverkehr, aber nach ein paar Minuten zog Maren mich zu sich hoch. Meinte, es sei schön mit mir, aber es sei jetzt genug. Warum ich nicht weitermachen durfte, habe ich nicht gefragt. Ich wusste nur, dass sie noch Jungfrau war, und zwar aus Prinzip.

Immerhin: Ich habe einen Hauch von körperlicher Zuneigung erfahren und Lob für meine Massage- und Pettingkünste. Eine Frau, die nackt auf mir lag, hat mir ein Kompliment über meine bezaubernden blauen Augen gemacht! Ein paar Tage danach war ich richtig optimistisch. Inzwischen kommt es mir allerdings so vor, als ob das mit Maren nicht gewesen wäre. Diese Nacht hat nicht viel verändert in meinem Dasein, an meiner Gefühlslage oder an meiner Einstellung gegenüber Frauen. Eine Sache wurde mir durch Maren nur zum x-ten Mal vor Augen geführt: Draufgängertypen, die sich nehmen, was sie haben wollen, ohne Rücksicht auf Verluste, Männer also, die so sind, wie ich nicht bin und nicht sein will, die kommen besser an. Denn bei unserem nächsten Chat meinte Maren doch glatt: Hätte ich etwas mehr an mich und meinen Spaß gedacht, wäre mehr gelaufen. Ihre Prinzipien hätte sie in dieser Nacht über den Haufen geworfen! Dreist gewinnt, anständig verliert.

Mein Alltag besteht, weil ich keine Beziehung habe, für die ich leben könnte, nur aus der Arbeit. Die Zeit, die übrig bleibt, verbringe ich auf der Couch, vor dem Fernseher, vor meinem Notebook. Die Tatsache, dass ich keinen wirklichen Kontrast zur Arbeit habe, verstärkt meine Einsamkeit. Ich versuche, mich auf andere Gedanken zu bringen, indem ich einen neuen Schrank für mein Wohnzimmer baue. Oder am Wochenende auf Veranstaltungen fahre, die ein Stück entfernt stattfinden. Oder kreativ bin und Gipsbinden-Bilder bastele und bemale. Ich bin nicht nur ein angehender Workaholic, sondern noch dazu ein Mensch ohne Gesprächsthemen, der es in keiner Disco länger als drei Stunden aushält und auch in keinem Sportverein. Wenn ich ein Hobby angeben müsste, dann wäre es das Internet. Bei Wikipedia habe ich auch zum ersten Mal von dem Begriff Absolute Beginners gelesen. Er könnte nicht unpassender sein für das, was ich erlebe. Das ist eine extrem abgeschwächte Beschreibung für eine unbequeme Tatsache. Ich bezeichne Krebskranke doch auch nicht als »Wehwehchen-Menschen«. Aber eigentlich suche ich im Internet natürlich nach Frauen. Ich chatte, seit fünf Jahren schon, in einem mittlerweile großen Forum, das sich mit Aufklärung, Liebe, Geschlechtsverkehr und Partnerschaft im Allgemeinen beschäftigt. Von den 30 000 Frauen dort habe ich gefühlt 29 000 angeschrieben.

Das Chatten hilft mir, Frust abzubauen, aber man muss auf Kritik gefasst sein, und die fällt manchmal echt nicht freundlich aus! Aber es hilft auch dabei, Probleme einzusehen und anzugehen. Ich arbeite zum Beispiel seit eineinhalb Jahren kontinuierlich an meinem Gewicht, ich war bei 125 Kilo auf 185 Zentimeter. Heute sind es nur noch 85 Kilo. Hinter dieser Aktion steckt der geniale Selbstbetrug: Wenn du erst dünn bist, wirst du auch eine Frau finden. Dass das, nüchtern betrachtet, der größte Schwachsinn ist, ist mir bewusst. Zwar staunen die Frauen, die in glücklichen Beziehungen leben, und schwärmen: »Wäre ich jetzt Single, würde ich dich glatt vernaschen!« Aber sobald sie wieder Single sind, heißt es: »Nee Basti, lass mal lieber …«

An manchen Tagen bin ich so pessimistisch, da kann ich meine Zukunft nicht planen. An anderen Tagen bin ich guter Dinge, dass ich bis 30 eine Frau gefunden haben werde. Sie hätte es jedenfalls gut bei mir. Ich würde in einer Beziehung alles geben, was ich nur kann. Meine eigenen Bedürfnisse zurückzustellen und zuallererst der Frau zu geben, was sie braucht, wäre nach all den Jahren der Einsamkeit ein geringer Preis für etwas Liebe in meinem Leben. Ich möchte auch endlich all die Dinge tun, für die ich bis jetzt zu faul war: ein dickes Kochbuch kaufen und meine Angebetete von vorn bis hinten bekochen. Gemeinsam ausgiebig spazieren gehen, Sport treiben. Ich bin ein Mann, der auch gern romantische Filme schaut, und noch dazu ein göttlicher Masseur. Schön zu wissen, dass ich trotz allem wenigstens in dieser Sache richtig gut bin!

Soweit meine Geschichte. Überraschen wird sie niemanden, der mich kennt. Ich habe immer mit offenen Karten gespielt und mich auch nie aktiv ausgegrenzt oder sonderbehandelt gefühlt. Neuen Leuten binde ich nicht unbedingt auf die Nase, dass ich mit 20 noch Jungfrau und total beziehungsunerfahren bin. Aber wenn einer direkt nach meinen Erfahrungen fragt, bekommt er eine ehrliche Antwort. Die meisten fühlen sich dann verarscht. Die lasse ich einfach denken, was sie wollen. Schön ist, wenn sie mir zutrauen, eine Beziehung zu führen. Jedoch wäre mir noch sehr viel mehr damit geholfen, wenn sich die Leute mal ausführlich mit der Materie der Menschen ohne Beziehungserfahrung befassen würden. Einerseits die Wissenschaftler: Wäre wirklich interessant zu wissen, was auf Dauer mit einem Menschen passiert, dem Sex und Liebe verwehrt bleiben. Ob er mit ernsthaften psychischen Störungen rechnen muss. Ich bekomme nämlich oft von neuen Freunden oder Kollegen gesagt, dass ich anders sei, komisch drauf. Andererseits sollten auch alle, die keine Dauer-Singles sind, mehr über Leute wie mich wissen: Dann wäre vielleicht endlich Schluss mit Bemerkungen wie »sieh das doch nicht so eng« oder »die Richtige kommt schon noch«. Leute, das ist hier kein kleines Problemchen, als würde ich mir in den Finger schneiden. In meiner Brust schlägt ein Herz, das Tag für Tag schwärzer wird, weil es sich so nach Liebe und Zuneigung sehnt, dass es sich selbst und alles in seiner Umgebung zerstört! Trotzdem kann ich mir nicht vorstellen, jemals zu resignieren. Keiner von uns gibt die Suche nach einem glücklichen und vollkommenen Leben auf.

»Über den Vorletzten lachen sie nicht, nur über den Letzten, über den lachen sie.«

Trotz seines großen Freundeskreises fühlt sich Ahmet, 22, Student der Volkswirtschaftslehre, wertlos und von der Evolution aussortiert.

Ich bin Türke und könnte es meinen Eltern überlassen, eine Frau für mich zu finden. Sie suchen ja jetzt schon, hören sich in der Familie und in der türkischen Bekanntschaft um: Wo gibt es Töchter? Wie alt sind sie? Sind sie schön? Aus der Sicht türkischer Eltern bin ich der perfekte Schwiegersohn. Ich kann mich benehmen, bin gebildet, habe mich in Deutschland eingelebt. Ich werde nicht arbeitslos sein, weil ich mich für ein zukunftsträchtiges Studienfach entschieden habe, und ich werde gut für meine Frau sorgen können. Sie würden mir ihre Töchter gern geben! Und viele der jungen Frauen, die mir sozusagen als Angebot vorliegen, sind wirklich hübsch. Aber ich frage mich: Soll das wirklich so laufen? Von null auf hundert, vom unberührten AB zum Ehemann und Vater? Kann ich nicht die null bis hundert erst mal in vollen Zügen genießen? Und: Will ich überhaupt eine türkische Frau? Ich hätte Angst davor, mich zu binden, ohne jemals was anderes erleben zu dürfen. Denn wenn ich erst mit einer Türkin verheiratet wäre, wäre sie mit Sicherheit die Erste und Letzte in meinem Bett. Türken lassen sich einfach nicht scheiden. Türken heiraten früh. Viele meiner Cousins und Cousinen haben in einem Alter geheiratet, in dem ich mich noch nicht mal getraut habe, eine Frau zu umarmen. Dadurch wurde mir meine Jungfräulichkeit umso bewusster.

In meinem Elternhaus war Sex schon immer ein Tabuthema. Darum wusste ich, als ich mit sieben Jahren meinen ersten Orgasmus hatte, nicht, was das für einen Sinn haben sollte. Das lernte ich erst mit zwölf im Sexualkundeunterricht. Aber mit sieben, da hatte ich trotzdem schon sexuelle Phantasien von meinen Klassenkameradinnen. Ich weiß nicht, woher das bei mir so früh kam. Für die anderen war in der Grundschule Händchenhalten noch das Höchste der Gefühle, während ich schon heimlich im Kiosk nach dem Playboy schielte und samstags um Mitternacht den Softcore-Erotikfilm im Fernsehen sah.

In dieselbe Zeit fiel damals auch meine einzige sexuelle Erfahrung. Im Urlaub in unserer Heimatstadt in der Türkei hatte ich ein gleichaltriges Mädchen kennengelernt, das meine Ferienfreundin wurde. Hätte ich damals gewusst, dass sie für die nächsten mehr als 15 Jahre die einzige bleiben würde, hätte ich wohl noch mehr genossen, was dann geschah: Durch Zufall waren wir eines Tages allein in einem Zimmer unseres Ferienhauses. Ich hatte die Idee, dass wir uns ausziehen und uns gegenseitig unsere Geschlechtsteile zeigen. Ich sagte: »Ich will dich küssen, wie sich ein Mann und eine Frau in den amerikanischen Filmen küssen.« Wir küssten uns, und ich rieb mich an ihr. Das Gefühl, das ich dabei empfand, war einfach nur göttlich: als würde in meinem Körper ein Feuerwerk stattfinden! Ich kann mich noch heute, 15 Jahre später, genau daran erinnern. Dann hörten wir meine Eltern kommen und zogen uns schnell wieder an. Aber ich hatte Blut geleckt. Und das sollte ich noch bereuen. Ich hatte etwas kennengelernt, das so stark war, dass ich dachte: »Dafür lebe ich«, und bekam doch nie die Gelegenheit, es zu wiederholen. Ein Hohn, wenn man überlegt, dass so viele Menschen dieses elementare, einfache Bedürfnis jeden Tag befriedigen dürfen.

Ich möchte als AB nicht mit einem Langzeit-Single verwechselt werden. Langzeit-Singles sind per Definition immerhin schon mal für einen Moment geliebt worden. Sie haben eine Erinnerung, die ihnen keiner nehmen kann. Wir ABs dagegen haben keine Erinnerungen. Wir haben noch nie die Worte »Ich liebe dich!« gehört. Natürlich führt das zu einer negativen Weltsicht. Oft wird uns ABs vorgehalten: »Du hast einfach zu wenig Selbstbewusstsein.« Um geheilt zu werden, müssten wir also bloß mehr Selbstbewusstsein entwickeln. Nur: Selbstbewusstsein lässt sich nicht herbeizaubern. Es entsteht durch Liebe, Geborgenheit und Sicherheit im Elternhaus und später in einer Partnerschaft. Meine Eltern haben mir kein Selbstbewusstsein mit auf den Weg gegeben. Sie zogen mir altmodische Kleidung an, deren geringe Qualität man schon von weitem erahnen konnte. Außerdem eine Hornbrille mit dicken Gläsern. Noch dazu war ich schon in der Grundschule klein und übergewichtig. Kein Wunder, dass ich gemobbt wurde, erst recht auf dem Gymnasium, das in einem wohlbetuchten Viertel lag und mir vor allem Söhne und Töchter von Anwälten und Ärzten als Klassenkameraden bescherte. Mit 13 verliebte ich mich zum ersten Mal in eines dieser Mädchen. Monatelang schmachtete ich ihr hinterher, manchmal redeten wir über belanglose Dinge. Mehr war nicht. Außer dass ihre Freundinnen sich über mich lustig machten. Und eines Tages stimmte meine Angebetete in ihren Spott mit ein. »Sie liebt dich nicht«, ließ sie mir von einer Freundin ausrichten. Dann warf sie mir quer durchs Klassenzimmer einen Handkuss zu und winkte ein Bye-bye.

Zu den Symptomen des AB-Seins gehört, dass wir so einem Korb sehr lange hinterher trauern und ihn sehr schwer und sehr persönlich nehmen. »Ich bin wertlos«, folgerte ich, »darum kann ein so wertvoller Mensch wie meine Angebetete mich nicht lieben.« In diesem Bewusstsein wurde ich 15. Und noch übergewichtiger. Das Internet hielt Einzug in mein Zimmer, und ich stürzte mich sofort in die Chats. Unentwegt schrieb ich Mädchen in meinem Alter an. Endlich konnte ich mich mit ihnen austauschen, ohne dass sie von meinem Äußeren abgelenkt wurden! Endlich wurde ich akzeptiert! Die Mädchen fanden mich witzig und lieb, schickten hübsche Fotos von sich und gaben mir ihre E-Mail-Adressen. Einmal war tatsächlich ein Mädchen aus meiner Stadt dabei. Wir kamen schnell zu den intimen Themen und nach einer Woche meinte sie: »Du bist so süß, ich will dich kennenlernen.« Sie wusste von meinem Übergewicht und dass ich noch Jungfrau war. Und wollte mich trotzdem sehen! Hatte ich etwa den Jackpot geknackt? Am Treffpunkt sollte ich mich nach einem Mädchen mit langen braunen Haaren umschauen und da stand auch eins. Ich lächelte sie an, sagte: »Hi!« Sie musterte mich von oben bis unten, und ich war mir sicher, sie hatte mich erkannt. Aber sie fragte einfach nur: »Kennen wir uns?«

Ich setzte mir eine psychische Grenze: Wenn ich es vor meinem 20. Geburtstag schaffen sollte, mit einer Frau zu schlafen, wäre das in Ordnung, dann würde ich damit umgehen können. Sollte ich es nicht schaffen, wäre das wie die schriftliche Bestätigung: »Wir bedauern, Ihnen mitteilen zu müssen, dass Sie genetischer Abfall sind.« Mit Menschen, die mit über 20 noch Jungfrauen sind, kann einfach was nicht stimmen, dachte ich. Die sind nicht normal. Darwins Theorie vom »survival of the fittest« bestätigte meine Annahme: Nur die mit guten Genen ausgestatteten Lebewesen bekommen von der Natur das Recht zugesprochen, sich zu vermehren.

Mit 21 waren in meinem Bekanntenkreis nur noch ein Kumpel von mir aus Grundschulzeiten und ich allein und ungefickt. Obwohl wir das voneinander wussten, verloren wir nie ein Wort darüber. Bis zu dem Tag, an dem mein Kumpel am Anfang seines Studiums einfach so ein Mädchen kennenlernte. Er machte alles falsch, was er falsch machen konnte. Rief jeden Tag bei ihr an, schickte ihr unzählige SMS, schleimte sich mit Komplimenten ein, schrieb ihre Hausarbeiten, spielte den Zuhörer, den Chauffeur und war selbst nachts um zwei stets zu Diensten. Ich lächelte in mich hinein in dem guten Glauben, dass er sie niemals kriegen würde, wenn er sich zum Hund degradieren ließ. Aber nach einem Jahr verkündete er plötzlich: »Ach, übrigens, ich bin jetzt mit ihr zusammen.« Ich war perplex. Innerlich fluchte ich wie ein Priester, der sich selbst beim Masturbieren erwischt hat. Weil ich wusste: Jetzt bin ich der Letzte. Über den Vorletzten lachen sie nicht, nur über den Letzten, über den lachen sie.

Menschen wie ich, die mit über 20 noch nie einen Partner gehabt haben, sind im Vergleich zu normalen Leuten eine Minderheit, und ich will nicht zu einer Minderheit gehören. Ich will normal sein. Je weiter die Zeit voranschreitet, desto schlechter kann ich mein Schicksal als AB verarbeiten. Jeder Geburtstag ist ein Grauen: Wieder ein Jahr dahin, ohne dass sich was getan hat. Und dabei bin ich gerade mal 22. Wie soll das weitergehen? Man sieht mir wahrscheinlich nicht an, dass mein Selbstbewusstsein dermaßen am Boden ist. Ich spreche nicht über meine Unerfahrenheit, gehe oft auf Partys, habe heute einen großen Freundeskreis und bin dort beliebt. Gefährlich sind die einsamen Stunden zu Hause. Da gerate ich sehr schnell ins Grübeln und verfluche mich und die ganze Welt. Oft bin ich so fertig vom Nachdenken über meine Niederlagen, dass ich mich nicht mehr zum Lernen für mein Studium aufraffen kann. Es gab Phasen während meiner Pubertät, da habe ich mir meine Fingernägel tief in die Haut gerammt und die Wunden aufgekratzt. Meine Arme mit einer Schere angeritzt, auch mal probehalber entlang der Pulsader. Heute habe ich meine Wut besser unter Kontrolle. Aber manchmal, wenn ich auf meinem Sofa sitze und fernsehe, ballt sich plötzlich meine Faust und haut mit voller Wucht gegen die Wand. Das passiert innerhalb von einer Sekunde, ohne dass ich darüber nachdenke.

Wie es zu all dem kommen konnte, dazu kann ich mehrere Erklärungen anbieten. Ein Grund: meine Eltern. Was Liebe ist, konnte ich von ihnen nicht erfahren, weil es zwischen ihnen keine gibt. Sie waren ja selbst ABs, als sie einander mit 24 heirateten. Falls sie mich liebten, dann zeigten sie es mir nicht. Ich wurde nie umarmt oder geküsst, nur wegen irgendwelcher Kleinigkeiten geohrfeigt oder mit Hausschuhen verprügelt. Mit anderen Kindern durfte ich nur im Kindergarten oder in der Grundschule spielen, sie nachmittags zu treffen, war verboten. Meine Eltern haben mir auch nicht gerade vorgelebt, wie man einen Freundeskreis aufbaut oder pflegt, sie sind beide sozial verarmt. Ich mache sie auch für mein Aussehen verantwortlich. Wenn ich zu Hause, nachdem ich in der Schule mal wieder gehänselt worden war, Essen in mich hineingestopft habe, hatten sie nichts dagegen. Obwohl ich es am Ende auf 30 Kilo Übergewicht brachte. Meine Omas und Tanten fanden das sogar noch süß! Wer weiß: Wäre ich mit 15 normalgewichtig gewesen, hätte ich damals meine ersten Erfahrungen sammeln können und würde heute nicht darüber nachdenken, mir das Leben zu nehmen.

Mir hat zu Hause auch nie jemand das Zähneputzen beigebracht. Meine gelben, kariesbefallenen Zähne störten mich nicht. Erst als ich 18 wurde, fing ich an, sie mir zu putzen. Aber da war es längst zu spät: Die Verfärbungen und die unschönen Füllungen an den Vorderzähnen werden bleiben und in den Augen der Frauen immer ein Minuspunkt sein. Genauso wie mein Haarausfall. Ich hatte schon mit 17 eine ausgeprägte Halbglatze. Dafür einen Bärenpelz auf der Brust, auf dem Rücken, am Hintern. Obwohl ich in allen anderen Lebensbereichen inzwischen erfolgreich bin, obwohl ich studiere, obwohl ich in meinem großen Bekanntenkreis absoluten Respekt genieße: In dieser Gesellschaft fühle ich mich wie ein Verlierer.

Darum erwähne ich meine Unerfahrenheit im Freundeskreis auch nicht. Glücklicherweise sprechen mich meine Freunde nie drauf an. Sollte das eines Tages wider Erwarten passieren, habe ich mir eine Geschichte zurechtgelegt: Mit 17 habe ich mit einem Mädchen im Urlaub rumgeknutscht, bin dann mit ihr auf dem Hotelzimmer verschwunden und wir haben still und heimlich Sex gehabt. Wer will da einen Gegenbeweis hervorzaubern? Es geht ja nur darum, dass mich keiner verdächtigt, dass ich mit 22 noch Jungfrau bin und ungeküsst. Ich habe Angst, die 30 zu erreichen und dann die 40 und mir irgendwann eingestehen zu müssen: »Das wird jetzt wohl nix mehr.« Ich merke ja jetzt schon die ersten Anzeichen der Resignation. Zum Beispiel kann ich es nicht mehr als eine schöne Sache ansehen, verliebt zu sein. Das ist für mich gleich ein Warnsignal: Achtung, du wirst in naher Zukunft wieder enttäuscht werden.

Alle Probleme, die ich habe, alle Sorgen, die ich mit mir herumtrage, bleiben in mir drinnen und gelangen nie nach außen. Natürlich habe ich mit der Zeit gelernt, damit umzugehen. Sonst hätte ich schon viel früher die nächste Brücke gesucht. Aber je länger ich mich allein durch diese schwere Gefühlswelt schlage, desto abgestumpfter werde ich innerlich und desto weniger bin ich in der Lage zu empfinden. Nicht mal beim Masturbieren fühle ich was. Ich mache das drei-, vier-, fünfmal am Tag. Aber es ist nichts Schönes mehr. Nur ein lächerlicher Ersatz. Direkt vor den Orgasmen fühle ich mich gerade mal wie ein Mensch, der lebt. Und kurz danach bin ich der Leere und Hoffnungslosigkeit noch ein Stück näher als vorher. Früher wollte ich mein erstes Mal unbedingt in einer Beziehung erleben, mit einer Frau, die ich wirklich liebe. Aber inzwischen bin ich nicht mehr so romantisch. Es ist wohl nur noch eine Frage der Zeit, bis die Bastion »für Sex bezahlen« fällt. Das wäre die ultimative Niederlage. Natürlich würde Sex für mich eine wichtige Rolle in einer Beziehung spielen, ich habe einiges nachzuholen. Wenn ich eine Frau finden sollte, die mich zwar liebt, aber nur alle zwei Wochen mit mir schlafen will, wäre das sehr schlimm für mich. Weil ich von keiner Frau verlangen kann, dass sie über mein Aussehen hinwegsieht, bin ich sogar bereit, an meiner Figur zu arbeiten. Von der romantischen Vorstellung, dass mein Charakter mein Übergewicht aussticht, habe ich mich verabschiedet. Ich muss für die Frauen auch sexuell anziehend sein, und darum habe ich jetzt einen Ein-Jahres-Plan aufgestellt. Innerhalb dieser Zeit müsste ich mein Normalgewicht erreicht haben, wo ich doch jetzt jeden zweiten Tag ins Fitnesscenter gehe und meine Ernährung auf viel Obst und Wasser umgestellt habe. Ich werde nicht mehr wie alle hässlichen Menschen auf Tricks und Manipulationen zurückgreifen müssen, um mein Aussehen zu überspielen, ich werde es nicht mehr anderweitig kompensieren müssen, zum Beispiel indem ich viel Geld verdiene. Die Partnersuche wird zum Selbstläufer werden, etwas Selbstverständliches, so wie für alle anderen Menschen auch. Wenn ich erst normalgewichtig bin, werde ich auch auf normalem Wege eine Freundin finden!

»Ich definiere mich nicht über meine Beziehungslosigkeit.«

Simone, 25, Erzieherin, wartet noch auf Mr. Right.
Bis auf einen einzigen Kuss mit einem anderen AB
hat sie keinerlei Erfahrungen.

Immer häufiger überfällt mich das ungute Gefühl, dass ich zu den Menschen gehöre, die die Liebe ewig suchen und nie finden werden. Dieses Gefühl ist eine Last. Dabei hatte ich meine schlechten Phasen bisher immer ganz gut im Griff. Es gibt sie natürlich, die Tage, an denen ich mich abends auf dem Sofa zusammenrolle und in die Kissen weine. An denen ich auf Mr. Right warte und doch daran zweifele, dass ich ihm jemals begegnen werde. Weil ich aber von Natur aus ein positiv denkender Mensch bin, dauert so was selten länger als ein paar Stunden. Dann fällt mir auf, dass ich ja gar keine größeren Probleme habe. Ich führe ein schönes Leben mit vielen Freunden und Bekannten, Sport, Anerkennung, einem guten und sicheren Job, einer eigenen Wohnung. Wenn es mir gelingt, diese Dinge in den Vordergrund zu rücken, dann ist mir mein Anderssein plötzlich angenehm, und ich komme mir besonders vor. Dieses Hochgefühl weicht aber schnell dem Wunsch, einfach normal zu sein. Und nicht das Wissen mit mir herumschleppen zu müssen, dass in meinem Leben eine große und wichtige Erfahrung fehlt.

Ich könnte es mir leichtmachen und behaupten, dass die gescheiterten Ehen meiner Eltern und meiner Schwester an meiner Partnerlosigkeit schuld sind. Und die vielen unglücklichen Beziehungen in meinem Freundeskreis. »Ich glaube nicht an die Liebe«, könnte ich sagen, »denn ich habe sie zu oft vor die Hunde gehen sehen.« Aber dann würde ich nicht die Wahrheit sagen. Denn die Gründe für den Mangel an Liebe in meinem Leben liegen bei mir. Da sind erstens meine Ansprüche an einen Mann und an eine Partnerschaft. Vielleicht könnte ich es mir einfacher machen, indem ich diese Ansprüche herunterschraube. Aber noch bin ich nicht bereit dazu, nicht verzweifelt genug. Zweitens gehe ich zwar aus, aber abgeschirmt im Kreis meiner vielen Freunde, und da ergeben sich nicht oft Situationen, in denen ich interessante Männer kennenlernen könnte. Drittens halte ich zwar gern den Blickkontakt zu Männern und kann auch nur so zum Spaß und ohne Hintergedanken gut flirten, aber sobald mich jemand interessiert, werde ich schüchtern und verkrampfe mich. Wenn wider Erwarten ein sympathischer Mann Interesse an mir zeigt, glaube ich sofort: Der will mich nur veräppeln! Außerdem schwirrt mir in solchen Momenten dauernd meine Unerfahrenheit im Kopf herum und blockiert mich zusätzlich.

Es war mir schon immer unangenehm, wenn mich andere darauf angesprochen haben, dass ich noch nie einen Freund hatte, aber es wird mit jedem Jahr noch ein bisschen peinlicher. Erst recht vor einem Mann, der mich interessiert. Oft wird meine Unsicherheit als Desinteresse gedeutet. Dabei ist es doch nur die Angst vor dem Neuen, die mich hemmt. Alles Neue verschreckt mich erst mal. Und dann blocke ich ab und komme gar nicht in die Verlegenheit auszuprobieren, ob ich mich vielleicht doch viel schneller an die Zweisamkeit gewöhnen könnte, als ich vermute. Ich habe schon darüber nachgedacht, ob ich diese allgemein gefasste und schwer anzugehende Angst vielleicht als eine Art Komplizin herbeigerufen habe, weil ich gar keinen Partner finden will. Ist es nicht verlockend, den bequemsten Weg zu gehen, keine Veränderungen zuzulassen, nicht darüber nachdenken zu müssen, wie man an sich selbst arbeiten könnte? Aber das würde ja bedeuten, dass ich freiwillig Single wäre, und das trifft wiederum auch nicht zu. Ich sehne mich nach so vielen Dingen, die mit einer Beziehung zu tun haben. Nur leider trifft die Beobachtung, dass ABinen im Gegensatz zu männlichen ABs oftmals weniger bereit sind, an sich zu arbeiten, und dass sie lieber passiv auf ein Wunder warten, perfekt auf mich zu.

Schon einige Male habe ich mit meiner Mutter darüber gesprochen. Wenn ich an mir zweifele, baut sie mich auf und bestärkt mich darin, nicht aufzugeben. »Du wirst bestimmt mal einen ganz tollen Typen finden!«, sagt sie dann. Mütter können manchmal wirklich super sein. Einmal hat sie zu mir gesagt: »Ich bewundere dich dafür, wie du bist. Mit welcher Einstellung du im Leben stehst. Viele Menschen binden sich aus Angst vor dem Alleinsein viel zu schnell und bereitwillig an einen Partner, der vielleicht von Anfang an gar nicht zu ihnen passt. Du nicht!« Für meinen Dad aber scheine ich leider erst dann erwachsen und vollwertig zu sein, wenn ich einen Freund habe.

Einige meiner Freunde wissen, dass ich ABine bin. Und reagieren da ganz unterschiedlich. Meine beste Freundin sieht nicht das geringste Problem und glaubt, dass auch ich über kurz oder lang in einer Partnerschaft leben werde. Ein guter Freund von mir kann mich überhaupt nicht verstehen und riet mir an meinem 25. Geburtstag: »Setz dich einfach mal im Minirock in eine Bar, dann ergibt sich der Rest schon von alleine.« Das hat mich ziemlich gekränkt, aber ich schätze diesen Freund sehr und weiß, dass er es gut mit mir meint. Es kränkt mich auch, dass mich einige Bekannte Simon statt Simone nennen, weil ich für sie keine typische Frau bin. Die Arbeit ist für mich ein Ort, an dem ich nur ungern verraten würde, dass ich ABine bin. Als Erzieherin, die selbst keine Kinder hat, muss ich schon hart genug um Anerkennung kämpfen. Wenn ich jetzt auch noch zugebe, dass ich noch nie eine Beziehung hatte, wäre es vermutlich noch schwerer.

Das Single-Leben ist das einzige, das ich kenne. Ich habe mich schon so sehr daran gewöhnt, dass ich immer unsicherer werde, ob ich überhaupt noch fähig wäre, eine Beziehung zu führen. Trotzdem ist der Wunsch danach intensiv. Aber wenn das funktionieren soll, dann müsste es schon ein besonders verständnisvoller Mensch sein, der auf der einen Seite die Initiative ergreift, mir aber auf der anderen auch Zeit lässt, mich an ihn und die neue Situation zu gewöhnen. Dazu kommen dann noch meine über die Jahre hinweg gesammelten Wunschvorstellungen von meinem Traumpartner. Er soll zielstrebig sein, praktisch veranlagt und kein ewiger Jasager. Beim Aussehen lege ich mich nicht fest, ich will eben eine gewisse Anziehungskraft spüren. Zusammengenommen ergeben diese ganzen Ansprüche leider ein ziemlich realitätsfernes Bild. Allerdings habe ich mich schon einige Male selbst überrascht, wenn ich mich für einen Mann interessierte, der meinen »Kriterien« so gar nicht entsprach.

Eine richtige Liebesbeziehung gab es in meinem Leben bisher leider noch nicht. Nur verliebt war ich schon einige Male. Vor allem zu Beginn der Pubertät, so zwischen 13 und 15 erwischte es mich regelmäßig und besonders intensiv. Stundenlang badete ich in meinen Tagträumen, in denen ich meinen Schwarm immer wieder küsste. Und wenn ich nicht davon phantasierte, dann beobachtete ich ihn und nahm schon die kleinsten, meist freundschaftlich gemeinten Gesten als Ermutigung, einfach weiter still abzuwarten. Von mir aus einen Schritt auf meinen Traumprinzen zuzugehen, wäre mir nie in den Sinn gekommen. Irgendwann musste ich doch immer erkennen, dass ich für meinen Prinzen nur die gute Freundin war, mit der er vertrauensvoll über alles reden konnte. Ich habe diesem Bild aber auch voll und ganz entsprochen. War immer hilfsbereit, verständnisvoll.

Ich gefiel mir in der Rolle so gut, dass ich mich am Ende so sehr damit identifiziert habe, dass es mir gar nicht mehr wichtig war, nach einem richtigen Partner zu suchen.

Ein paar Situationen gab es, in denen andere Jungs Interesse an mir zeigten. Aber ich ging unwillkürlich immer davon aus, dass sie sich bestimmt nur über mich lustig machen wollten und reagierte distanziert und verschlossen. Und das, obwohl es gegen Ende der Schulzeit immer schwieriger für mich wurde, mich mit meiner Beziehungslosigkeit abzufinden. Alle hatten inzwischen Partner, nur ich war noch allein. Und wenn es doch noch andere Unerfahrene an unserer Schule gab, wollte ich nicht mit ihnen in einen Topf geworfen werden. Das waren die Außenseiter. Und ich gehörte zur anerkannten, beliebten Clique. War oft Klassensprecherin, hatte eine selbstbewusste Art aufzutreten. Nur in Liebesdingen eben nicht. Auch optisch hätte ich mich eigentlich nicht beklagen dürfen. Ich war schon immer groß und schlank, dazu schulterlanges, lockiges Haar. Aber weil ich so verzweifelt auf der Suche nach Gründen war, warum mich niemand haben wollte, konnte ich nur an meine kleine Oberweite und meine große Nase denken. Nur die konnten schuld an allem sein. Ich informierte mich ernsthaft über Schönheitsoperationen.

Dann kam eine Phase, die auch heute immer wieder durchbricht, in der ich mir ganz fest einredete, dass ich allein viel besser dran sei als die anderen in ihren Beziehungen. Kein Liebeskummer, keine Streitereien und ganz viel Freiheit. Mir fehlte ja auch nichts, so voll in die Clique integriert. Wir waren elf Jungs und zwei Mädchen, dazu die wechselnden Freundinnen der Jungs. Ich hatte Menschen um mich herum, Abwechslung in der Freizeit und auch genug körperliche Nähe. Mal eine Umarmung, mal ein freundschaftlicher Schmatzer auf den Mund. Den Jungs aus der Clique gegenüber war ich nicht schüchtern. Mich vor ihnen umzuziehen, machte mir nichts aus, wir gingen im Sommer auch Nacktbaden im Baggersee. Aber irgendwann war die unbeschwerte Zeit vorbei: Die Partnerschaften nahmen immer mehr Raum im Leben meiner Freunde ein, die Clique verlief sich. Ich begann eine Ausbildung als Erzieherin mit einem Alltag unter Frauen. Auch mein neuer Freundeskreis war hauptsächlich weiblich. Berührungspunkte mit Männern gab es kaum noch.

Ich habe dann mal auf Kontaktanzeigen geantwortet und mich auch mit Männern getroffen, aber erfolglos. Weder von den Interessen, noch vom Auftreten her war jemand dabei, der zu mir gepasst hätte. Gelegentlich mache ich das trotzdem noch, allerdings finde ich Kontaktanzeigen ziemlich krampfig, ein ungezwungenes Kennenlernen ist da nicht möglich. Ich bin froh, dass ich die AB-Foren und den AB-Chat im Internet gefunden habe. Vorher fühlte ich mich allein und irgendwie abnormal. Inzwischen fühle ich mich als Teil eines buntgemischten Haufens. Es tut gut, sich mit den anderen über Sorgen und Wünsche auszutauschen, die wir alle kennen. Einfach mal das Gefühl zu haben, in Sachen Liebe doch keine Exotin zu sein. Ich schreibe hin und wieder Beiträge und lese regelmäßig mit. Zweimal bin ich zu Forentreffen gefahren, und das war schön, die anderen live zu erleben. Wir wollen uns an Sylvester wieder treffen und gemeinsam feiern. Und mit einer Frau maile ich regelmäßig, sie hat mich schon besucht, und ich will bald zu ihr fahren.

Vor kurzem gab es wieder einen Mann, der ernsthaft Interesse an mir hatte. Das hat mich aufgebaut. Es geschah einige Wochen nach meiner ersten Anmeldung in einem AB-Forum, ich war voll Ehrgeiz, endlich aus der Datingphase herauszukommen und mal einen Schritt weiterzugehen. Der Mann war eigentlich nett, sympathisch, aber ich fand ihn nicht anziehend. Wir küssten uns trotzdem. Mein erster richtiger Kuss, und das mit 25! Das ist mir ganz schön peinlich. Und dann war der Kuss auch noch völlig anders als ich mir das in all den Jahren vorgestellt hatte. Das kam mir alles total falsch vor. Ich konnte es nicht genießen, es gefiel mir nicht. Der Mann, der übrigens auch AB war, wie sich später herausstellte, küsste zu fordernd, zu hektisch, ich empfand seine Zunge als Fremdkörper in meinem Mund und wollte sie so schnell wie möglich wieder loswerden. Er war nicht der richtige Küsser für mich, und das ist das einzige, was ich aus dieser Sache folgere.

Ich kann mir eigentlich gar nicht vorstellen, wie eine Beziehung aussehen würde, wenn ich eines Tages doch den Richtigen finden sollte. Ich habe schon oft erlebt, wie sich Menschen verändern, wenn sie einen Partner haben. Ob das mit mir auch geschehen würde? Ich bin zuverlässig, hilfsbereit. Sehr harmoniebedürftig, eigentlich komme ich mit fast jedem aus. So harmonisch, wie ich es gern habe, wird es in einer Beziehung wohl nicht immer zugehen, aber auch das hat ja seinen Reiz: einander mit allen Macken kennen- und lieben lernen, Bedürfnisse vereinbaren. Ich freue mich darauf, gemeinsam etwas zu unternehmen, gemeinsam den Alltag zu bestreiten. Halt zu geben und Halt zu bekommen. Mich anlehnen zu können und nicht mehr alle Entscheidungen allein treffen zu müssen.

Ich freue mich auch auf den Sex. Phasenweise sehne ich mich sogar mehr nach körperlicher Befriedigung als nach allem anderen. Es gibt ja die Ansicht, dass man etwas, das man nicht kennt, auch nicht vermissen kann. Das empfinde ich anders. Ich vermisse Sex, auch wenn ich noch keinen hatte. Wenn mich die Lust überkommt, lasse ich meiner Phantasie freien Lauf und erfreue mich an der Erfindung des Vibrators. Meinem ersten Mal sehe ich gelassen entgegen. Angst habe ich keine. Auch keine allzu großen Erwartungen. Es wäre mir nicht peinlich, unerfahrener zu sein als mein Partner, im Gegenteil. Wenn ich merke, dass er weiß, was er tut, würde mir das Sicherheit geben. Im Moment ist mein Bedürfnis, das erste Mal endlich hinter mich zu bringen, nicht so dringend. Aber es gibt auch Phasen, in denen ich da anders empfinde.

Meine Oma hat immer gesagt: »Im Leben geschieht nichts ohne Grund.« Das ist ein schöner Gedanke. Vielleicht hat meine Partnerlosigkeit den Grund, dass mein Mr. Right noch irgendwo anders auf diesem Planeten herumläuft und dass es für mich vorbestimmt ist, auf ihn zu warten. Oder der Grund ist, dass ich noch etwas Zeit geschenkt bekomme, um mich selbst zu finden und mich auf andere Dinge zu konzentrieren, ehe ich mich auf eine Beziehung einlasse. Ich habe mir mein Leben als Single gut eingerichtet, ich komme klar. Wenn ich einen Partner finden würde, wäre das sehr schön und würde mein Leben bestimmt bereichern. Wenn nicht, werde ich mein Leben hoffentlich auch weiterhin genießen können. Ich definiere mich nicht über meine Beziehungslosigkeit. Ob ich das in einigen Jahren noch genauso empfinden werde, weiß ich nicht. Ich glaube einfach ganz fest: Meinen Traumpartner gibt es bestimmt irgendwo. Und irgendwann werde ich ihn auch finden.

Beziehungslosigkeit in der Emerging Adulthood – mittlere Absolute Beginners

Die Wissenschaft attestiert den jungen Leuten von heute die besondere Herausforderung einer Zwischenphase zwischen der Jugend und dem jungen Erwachsensein. Manche nennen es verlängerte Jugendidentitätskrise oder verlängerte Adoleszenz, andere Emerging Adulthood (sich entwickelndes Erwachsensein). Diese Schlagworte erklären auf etwas unterschiedliche Weise dasselbe Phänomen: Früher war das Erwachsenwerden ein Prozess, der sich relativ zügig innerhalb von ein paar Jahren nach dem Auszug von zu Hause vollzog. An seinem Ende waren die jungen Leute Mitte 20, verheiratet, hatten die ersten Kinder und einen festen Job, der sie mit ein bisschen Glück durch ihr komplettes Arbeitsleben tragen würde. Heute aber ist das Erwachsenwerden eine eigenständige, ausgedehnte Lebensphase, die durchaus 15 Jahre in Anspruch nehmen kann und häufig mit einer sogenannten Quarterlife Crisis einhergeht, einer Sinnkrise ausgelöst durch ein Zuviel an Möglichkeiten (wie man in meinem Buch *Geschichten von der Quarterlife Crisis* nachlesen kann). Wir müssen nicht mehr mit Anfang 20 heiraten oder uns final für einen Partner entschieden haben. Wir werden nicht schief angeguckt, wenn wir mit 30 noch kein Kind haben. Wir müssen auch nicht in der ersten Ausbildung oder im ersten Studium gleich den richtigen Berufsweg gefunden haben. Im Gegenteil, die Gesellschaft gesteht uns viel Zeit zu, um uns auszuprobieren und in unserem individuellen Tempo erwachsen zu werden. »[Es ist] ein Alter von außergewöhnlichen Freiheiten und Unsicherheiten, in dem junge Menschen verschiedene mögliche erwachsene Zukunftsvorstellungen in Bezug auf Liebe und Arbeit ausprobieren und sich allmählich darauf hinbewegen, dauerhafte Entscheidungen zu treffen«, schreibt Jeffrey Jensen Arnett, Psychologieprofessor in Massachusetts, USA, und Autor verschiedener Bücher zur Emerging Adulthood.

Die mittleren Absolute Beginners zwischen Mitte 20 und Mitte 30 befinden sich mitten in dieser Zwischenphase, beziehungsweise sehen langsam ihrem Ende entgegen. Einerseits ist die Emerging Adulthood ein Segen für sie, denn sie fallen in der Gesellschaft noch nicht als »Spätzünder« auf. Denn für viele Altersgenossen ist die Emerging Adulthood eine Phase des Grübelns und der Selbstzweifel. Unentschlossenheit – auch in Fragen der Partnerwahl – wird niemandem übelgenommen. Andererseits rückt das Ende dieser Phase gen Ende 30 mit Riesenschritten näher. Die jungen Leute wissen, sie haben ihren Aufschub bekommen und ausgereizt, und es ist an der Zeit, erwachsen zu werden und nachhaltige Entscheidungen zu treffen. Der Druck steigt, für die Absolute Beginners erst recht. Jetzt heißt es, den Anschluss noch zu kriegen. Doch nicht nur der Druck nimmt zu. »Mit dem Alter wird das Problem schlimmer, weil die Scham immer größer wird«, erklärt die Trierer Psychologin Stefanie Stahl. »Scham ist schon bei ganz jungen Menschen ein sehr bestimmendes Problem. Aber je älter man wird, desto größer wird die Scham. Und desto peinlicher ist die Angelegenheit, unerfahren zu sein. Desto undenkbarer wird es, einem neuen Partner einfach ins Gesicht zu sagen: ›Du, ich hatte noch nie Sex, ich hab' total Angst, ich brauch' da ein bisschen Hilfe von dir.‹ Stattdessen sagt man gar nichts und hofft, dass es nicht bemerkt wird.«

Bonnie, 33, Sekretärin, wurde schon als 13-Jährige in der Schule gemobbt, weil sie übergewichtig ist. Sie leidet unter Panikattacken, was sie noch unsicherer im Umgang mit Männern macht, als sie es ohnehin schon ist. Bonnie ist laut eigenen Aussagen kontaktfaul, was etwas anderes ist als kontaktscheu: Sie kann sich nicht dazu aufraffen, sich um Bekanntschaften zu kümmern, das ist ihr zu aufwendig. Umgekehrt macht sie es

Menschen auch nicht leicht, sich mit ihr anzufreunden: »Der andere braucht vor allem Geduld, weil ich grundsätzlich erst mal niemandem vertraue. Manchmal macht mich die Einsamkeit richtig wunderlich. Dann denken die Leute bestimmt: ›Was ist denn mit der los?‹, weil ich mit so einem Gesicht durch die Straßen renne: ›Guck mich ja nicht an! Pack mich ja nicht an!‹ Ich weiß, das ist nicht normal. Ich habe immer das Gefühl, nicht normal zu sein. Bei den anderen läuft das Leben scheinbar ohne große Probleme vor sich hin. Nur bei mir nicht. Und darum denke ich immer, muss ich ganz besonders eindrücklich beweisen, dass ich funktioniere.«

Bonnie hat das Erwachsenwerden lange vor sich her geschoben. Bis Anfang 30 wohnte sie noch zu Hause und rechtfertigte sich bereitwillig vor ihrer Mutter, wenn sie später als sonst nach Hause gekommen war. Bonnie weiß, dass das alles Umstände sind, die sie davon abhalten, erwachsene Bindungen einzugehen, und die zu verbessern sie sogar in der Hand hätte, aber sie kann sich auch dazu nicht aufraffen: »An schlechten Tagen denke ich: ›Warum soll ich mir das antun, einen Mann zu suchen?‹ Diese emotionale Unsicherheit. Das schlechte Gewissen deswegen, weil ich ihm eine so komplizierte Frau wie mich zumute. Ich weiß, ich muss an mir arbeiten, ich muss an meiner Einstellung zu mir selbst was tun und an meinem Aussehen. Ich darf nicht sofort, wenn ich jemanden neu kennenlerne, denken: ›Mich kann man nicht mögen. Mich kann man nicht attraktiv finden.‹ Aber ich bin noch nicht bereit dazu.«

Diese Einstellung findet sich in einigen Gesprächen mit den Absolute Beginners mittleren Alters wieder. Sie haben ihr Problem oder zumindest einen wichtigen Teil des Problems identifiziert – sei es, dass sie äußerlich zu wenig aus sich machen, dass sie überhöhte Ansprüche an einen Partner oder das Gefühl der Liebe haben, dass sie sich zu sehr in ihr Schneckenhaus zurückziehen oder ihr Ich hinter einer undurchlässigen Fassade aus Comedian-Attitüde verbergen. Aber sie sind nicht bereit, das Problem anzugehen. Sich zu verändern hieße für sie, sich dem Willen der Gesellschaft zu beugen, und das beabsichtigen sie schon aus Trotz gegenüber der Gesellschaft, die sie mit all ihren

Formvorgaben für ein »normales« Leben zum Außenseiter macht, nicht zu tun. Was dabei übersehen wird: Es funktioniert nicht, gleichzeitig in der Masse der »Normalos« untergehen zu wollen, sich aber gegen alles zu sträuben, was die Gesellschaft unter einem »Normalo« versteht. Wenn man nun als Außenstehender meint, jene Absolute Beginners würden schon irgendwann, wenn der Leidensdruck groß genug ist, ihren Widerstand aufgeben und sich dann doch anpassen, kann ich nur sagen: Diesen Eindruck habe ich nicht gewonnen. Mir scheint viel eher: Je größer die Verzweiflung, desto größer auch der Trotz.

Zurück zu Bonnie. Sie ist eine Hardcore-ABine, also absolut unberührt. Das macht ihr aber, betont sie, nichts aus: »Dass meine Unerfahrenheit ein Problem sein könnte, ist mir noch nie in den Sinn gekommen. Mir hat sogar mal ein Mann gesagt: ›Ich finde das reizvoll, dass du noch Jungfrau bist.‹!« Bonnies Erfahrungen mit dem anderen Geschlecht beschränken sich auf sogenannte Kumpelfreundschaften, rein platonische Freundschaften, von denen sehr viele Absolute Beginners egal welchen Alters berichten. Bonnie verliebt sich regelmäßig in ihre Kumpels, obwohl sie ihr zu verstehen geben, dass sie nichts von ihr wollen. Auf diese Weise verpasst sie Gelegenheiten, andere Männer kennenzulernen, mit denen es vielleicht etwas werden könnte: »Ich würde schon gern mal wissen, wie es ist zu flirten. Ich weiß das nicht, ich kann das nicht, ich hatte nie die Gelegenheit, das zu üben. Ich war ja die meiste Zeit meines Erwachsenenlebens verliebt, also sozusagen in Gedanken vergeben.«

Bonnie sagt, es sei ihr nicht peinlich, dass sie ABine ist. Sie findet es auch nicht, wie viele andere ABs, furchtbar, verliebte Pärchen zu beobachten. Viele Absolute Beginners machen zum Beispiel ihre Eltern dafür verantwortlich, dass sie sie zu eigenbrötlerischen Menschen erzogen haben, ihnen nicht beigebracht haben, auf ihr Äußeres zu achten, ihnen nicht vorgelebt haben, wie man liebt oder über Gefühle spricht. Bonnie dagegen empfindet es als positiv, was ihre Mutter ihr mit auf den Weg gegeben hat: »›Seid selbständig‹, hat sie immer zu mir und meiner Schwester gesagt, ›macht euch nicht abhängig.‹ Deshalb komme ich wohl so gut alleine klar.«

Bonnies Geschichte ist aber insofern beispielhaft, als dass viele weibliche Absolute Beginners im mittleren Alter ihre Unerfahrenheit noch nicht als dramatisch empfinden. Ja, sie haben sie als Problem erkannt, und ja, sie wünschen sich Veränderung, aber sie verlieren deshalb nicht die Hoffnung. »Andere Frauen kommen auch alleine klar. Und ich kann genauso gut wie sie alleine glücklich sein«, sagt Bonnie. »Irgendwann wird ein Mann für mich da sein und wenn nicht, ist das auch okay. Wenn dieser Mann sagen würde: ›Ist völlig okay, dass du ABine bist, ich gebe dir die Zeit, die du brauchst und verliere das Interesse an dir trotzdem nicht‹, wäre mein größter Wunsch in Erfüllung gegangen. Ich denke aber heute nicht mehr: ›Wenn es in den nächsten drei Monaten nicht klappt, dann wird es nie klappen!‹ Wenn man den Richtigen trifft, passiert das sowieso völlig unerwartet. Und dann sind all die Ängste und Unsicherheiten in null Komma nix vergessen.«

So geht es auch Verena. Es habe lange gedauert, bis ihr aufgefallen sei, dass sie sich durch ihre Beziehungslosigkeit von ihren Altersgenossen unterscheide, gibt die 26-Jährige zu Protokoll: »Ich dachte, ich bin eben ein Spätzünder, weil ich mich immer in die falschen Typen verliebe. Erst als ich schon arbeiten gegangen bin, habe ich angefangen, mir Gedanken über meine Situation zu machen. Die Jahre flogen plötzlich dahin, Schulkameraden heirateten, kriegten Kinder. Da denkt man sich schon: Oh je, und ich wurde noch nicht mal richtig geküsst. Da kommt man sich dann etwas unnormal vor.« Und auch bei Sarah, 28, ist es noch gar nicht so lange her, dass aus einem einfachen Lebensumstand ein Problem wurde: »Im Grunde merke ich erst seit anderthalb Jahren, seit ich wegen der Arbeit nach Ostdeutschland gezogen bin, dass mir ein Partner fehlt. Vorher brauchte ich einfach keinen, da hatte ich meine Freunde. Erst hier in dieser fremden Stadt, in der ich kaum jemanden kenne, habe ich Zeit, um über meine Situation nachzudenken. Erst jetzt merke ich: Freunde sind nicht alles.«

Bei den Männern ist das ganz anders. Die akute Leidensphase setzt bei ihnen viel früher und stärker ein als bei den ABinen, was sich gerade an den Geschichten der mittleren Absolute

Beginners besonders gut beobachten lässt. Bernhard, 26, erzählt sehr anschaulich den dramatischen Gefühlsabgang bis hin zu seinem Tiefpunkt: »Bis Anfang 20 habe ich meine Frauenprobleme mit immer neuen Strategien verleugnet. Es gab eine Phase, in der ich mir das Motto: ›Ich will ja gar keinen Sex, weil: Das ist Sünde!‹ auf die Fahnen geheftet hatte. Irgendwann wurde mir zwar klar, dass ich ein Problem habe, aber ich wusste immer noch nicht, was ich dagegen tun sollte. Mein Zustand verschlechterte sich zusehends. Mit 25 war ich richtig depressiv. Eine Beziehung schien mir das Einzige zu sein, für das es sich zu leben lohnt, und doch war sie für mich absolut unerreichbar. Immer öfter habe ich meine Einsamkeit durch exzessiven Alkoholkonsum betäubt. Ich war am Tiefpunkt angelangt, psychisch ein Wrack.«

Für viele männliche Absolute Beginners steht etwa in diesem Alter zuerst der Tiefpunkt an, von dem Bernhard spricht, und dann ein Wendepunkt. Nachdem sie sehr intensiv gelitten haben, können sie akzeptieren, dass die unfreiwillige Unerfahrenheit zu ihrer Persönlichkeit gehört. Das bedeutet zwar noch nicht automatisch weniger Leiden, aber doch zumindest die Möglichkeit, sich zeitweise auch wieder auf andere Dinge im Leben zu konzentrieren. Nachdem Bernhard, 26, sich aufgerafft und sein Problem in Angriff genommen hat, kann er es kaum noch mit ansehen, wenn jüngere Absolute Beginners ihr Leid ausleben: »Ich sollte wohl Verständnis haben, schließlich habe ich selbst lange genug so gelebt. Aber immerhin war ich irgendwann offen genug, um mich auf die Kehrtwende zurück zum Optimismus einzulassen. Das vermisse ich bei vielen ABs: diese gewisse Offenheit gegenüber Veränderungen.« Vielleicht kommt diese Offenheit erst mit dem Alter und vielleicht ist das intensive Leiden auch notwendig, um irgendwann den Punkt zu erreichen, an dem man es nicht mehr erträgt.

»Ich verliebe mich immer in die falschen Typen.«

Verena, 26, Chefassistentin in einem mittelständischen Unternehmen, hat seit drei Jahren eine Online-Affäre mit einem verheirateten Mann.

Einer, der Klavier spielen kann, fragt einen, der das nicht kann: »Warum kannst du das denn nicht? Das kann doch nicht so schwer sein! Da muss man doch nur ein paar Tasten drücken!« Klingt absurd, oder? Jeder weiß, dass zum Klavierspielen mehr dazu gehört. Und ganz sicher weiß das der Klavierspieler selbst. So eine Frage würde er nicht stellen. Warum fragt dann einer, der Kontakt aufnehmen, flirten, Partner finden kann, einen Absolute Beginner: »Warum kannst du das denn nicht? Das kann doch nicht so schwer sein! Da muss man doch nur ausgehen und jemanden ansprechen?« Die Antwort ist dieselbe wie beim Klavierspielen: Weil mehr dazu gehört als diese methodischen Schritte. Beziehungen eingehen und führen gehört doch nicht zu den existentiellen Grundfunktionen des Körpers, die wir alle beherrschen. Wie atmen oder schlafen. Es wird einem nicht in der Schule oder von den Eltern beigebracht. Wir Menschen sind Individuen, jedem von uns fallen andere Dinge leicht oder schwer. Warum darf die Partnersuche nicht meine Schwäche sein? So wie jemand anders vielleicht ein Problem damit hat, seinen Schreibtisch zu organisieren?

Trotz meiner Schwäche möchte ich als ein Mensch respektiert werden, der bis auf diesen einen Punkt sein Leben 26 Jahre lang ohne größere Schwierigkeiten gemeistert hat. Abi, Ausbildung, Job, sehr gute Freunde, auf die ich immer zählen kann – all das bin ich. Ich habe ein gutes Verhältnis zu meiner Familie und meinen Kollegen, bin nie irgendwo angeeckt, von normalen Meinungsverschiedenheiten mal abgesehen. Trotzdem gibt mir die Gesellschaft das Gefühl, dass das alles nicht zählt, solange ich nicht Ehefrau und Mutter werde oder zumindest eine halbwegs normale Beziehung führe. Es wäre einfacher, mich als lesbisch oder heimliche Geliebte eines verheirateten Mannes zu outen als zu erklären, warum ich einfach keine Beziehung auf die Reihe kriege.

Als ich zwölf war, hatte ich einen Freund. Meinen einzigen bisher. Aber diese Beziehung war so platonisch, dass es nicht mal zu einem Küsschen gereicht hat. Immer, wenn ich es danach bei einem Kerl versucht habe, bin ich abgeblitzt. Jedes Mal etwas härter. Und das, obwohl ich vorher immer objektiv versucht habe abzuschätzen, wie gut meine Chancen stehen. Komischerweise bin ich gerade dann, wenn ich zuversichtlich war, ganz besonders übel abgeblitzt. Daraus folgt doch, dass ich es bei den anderen gar nicht erst zu versuchen brauche. Es ist bei mir schon ein Muster, dass ich mich grundsätzlich für Männer interessiere, die mich nicht wollen oder die ich nicht haben kann, weil sie vergeben sind. Darum habe ich mich auch nie darüber gewundert, dass ich allein geblieben bin. Aber ich war frustriert. Da helfen mir auch keine Nullachtfünfzehn-Sprüche wie: »Das wird schon noch!«, »Du musst mehr ausgehen!« oder: »Such dir einen anderen Freundeskreis!«

Mit 14 ging ich in einen Jugendtanzkurs. Eine gute Sache, denn dort überwand ich meine Berührungsängste gegenüber den Jungs. Ich schwärmte für meinen Tanzpartner, machte mir sogar Hoffnungen, aber irgendwas war komisch an ihm. Später outete er sich als schwul und ist heute noch mein bester Freund. Mit 17 in der Oberstufe verguckte ich mich dann in einen befreundeten Mitschüler. Ich gestand es ihm, wurde allerdings abgewiesen: »Ich bin noch nicht bereit für so etwas.« Das wirklich Üble an der Geschichte war, dass er sich, obwohl wir nur Freunde blieben, verhielt wie ein Partner. Wir hingen viel zusammen: in der Schule, privat. Er wurde eifersüchtig und wütend, wenn ich ohne ihn was unternahm. Dann keimte in mir immer eine kleine Hoffnung auf, dass es vielleicht doch noch was mit uns werden könnte. Als wir uns aus einem banalen Anlass so sehr zerstritten, dass ich endlich von ihm loskam, war ich schon 19.

Was das Küssen angeht, habe ich ganze zwei Erfahrungen vorzuweisen: ein Küsschen mit dem Nachbarsjungen zu Grundschulzeiten, und das zweite Mal war auf einem Volksfest. Ich hatte mit einer Freundin ausgiebig gefeiert und getrunken, als ein süßer Typ anfing, mich anzugraben. Aber als ich seine

Zunge an meinem Mund spürte, erschrak ich und wich zurück. Sie war so furchtbar nass! Für eine 14-Jährige wäre das wohl eine typische Reaktion gewesen. Aber ich war 23. Da reagiert man so nicht mehr. Der Typ suchte sich dann eine andere Spielgefährtin.

Mehr ist nicht gewesen, zumindest nicht im realen Leben. Denn meine prägendste Erfahrung fand im Internet statt. Aus purer Neugier und auf der Suche nach einem neuen Zeitvertreib klickte ich mich eines Tages in den Erotikbereich. Und traf dort einen Mann: Wow, der konnte wirklich mit einer Frau umgehen! Er war schon Mitte 40 und wusste, was mir gefiel, ohne dass ich es ihm groß erklären musste. Er hatte das gewisse Feingefühl, nahm sich Zeit und interessierte sich für mich. Es ging uns beiden nicht nur um sexuelle Phantasien, auch wenn es damit anfing. Wir tauschten Bilder aus, sprachen über ganz alltägliche Dinge. Verbrachten sehr viele nette Abende miteinander vor dem PC. Redeten auch über meine Fehlschläge und meine Unerfahrenheit. Das hatte wohl einen besonderen Reiz für ihn. Das mit uns war eine echte Onlineaffäre, aber wie alles Gute hatte auch diese Sache einen Haken: Ehefrau und Kinder.

Ich wusste es von Anfang an, und es störte mich erst mal nicht, denn ich war ja nur auf Spaß im Internet aus. Womit ich nicht gerechnet hatte, das waren die Gefühle, die entstanden, weil mir dieser Mann so viel Aufmerksamkeit schenkte. Ich verliebte mich richtig in ihn! Er wusste immer, wie er mich bezirzen konnte. Nur eines schaffte er nicht: mir ein reales Treffen abzuringen. Ich wusste, dass es dabei nur um Sex gehen würde. Ich war mir einfach nicht sicher, ob mein Herz das verkraften würde, von etwas kosten zu dürfen, das ich nie bekommen konnte. Und da war die Angst, von ihm abgewiesen zu werden, wenn er mich erst sehen würde, weil ich seiner Phantasie in der Realität vielleicht nicht entsprochen hätte. Wäre ich keine ABine, würde ich vielleicht anders darüber denken. Aber so habe ich den Wunsch, das erste Mal mit meinem Freund zu erleben und nicht mit dem Mann einer anderen.

Meine Onlineaffäre geht jetzt schon über drei Jahre, mit diversen Hochs und Tiefs und längeren Pausen, von denen jede eigentlich ein Ende sein sollte. Als AB habe ich genommen, was ich kriegen konnte. Man lechzt ja geradezu nach Aufmerksamkeit, da ist es für erfahrene Männer ein Leichtes, das auszunutzen. Durch meine Internetaffäre habe ich ein ganz anderes Gefühl für meinen Körper bekommen und mich zum ersten Mal als sexuelles Wesen wahrgenommen. Mich selbst zu befriedigen, fühlte sich anders an, wenn er daran beteiligt war. Er hat mir bewiesen, dass Männer wirklich strikter zwischen Sex und Liebe unterscheiden: Keine Frage, er begehrte mich, aber er ließ gleichzeitig keinen Zweifel daran aufkommen wie abgöttisch er seine Frau liebte. Aus weiblicher Perspektive schwer nachvollziehbar. Ich verstehe bis heute nicht, was er bei mir fand, das seine Frau nicht hatte. Vielleicht war es einfach nur Abwechslung. Aber ich verstehe jetzt, wie Männer sexuell ticken. Und ich habe mich verändert. Weil ich erleben durfte, was es bedeutet, begehrt zu werden. Welche Kraft es einem gibt und wie es das Selbstbewusstsein stärkt, wenn man weiß: Da draußen in der Welt ist jemand, der an dich denkt, der dich will …

Es hat übrigens lange gedauert, bis mir auffiel, dass ich mich durch meine Beziehungslosigkeit von den anderen unterschied. Ich dachte, ich bin eben ein Spätzünder, weil ich mich immer in die falschen Typen verliebe. »Anders« im Sinne von »nicht so recht von der Masse akzeptiert« fühlte ich mich schon mit zehn oder elf. Ich gehörte nirgends richtig dazu, war das letzte Glied in der Kette, fühlte mich zumindest so. Irgendwann hatte ich mir einen kleinen, aber zuverlässigen Freundeskreis aufgebaut, der zum Teil bis heute hält. Diese Freunde machten es mir bis zum Abitur leicht, mich normal zu fühlen. Das waren alles nicht so die Beziehungsexperten. Erst als ich die Zwanzigergrenze überschritt und schon arbeiten ging, begann ich, mir Gedanken über meine Situation zu machen. Die Jahre flogen plötzlich dahin, ich wusste gar nicht, wo sie blieben. Schulkameraden haben geheiratet und Kinder bekommen. Da denkt man sich schon: Oh je, und ich wurde nicht mal richtig geküsst. Da kommt man sich dann doch etwas unnormal vor. Ich umgebe mich zwar hauptsächlich mit Singles – das passiert automatisch, weil sich die Interessen und Prioritäten von gebundenen und ungebundenen Menschen sehr unterscheiden –, aber die haben, wenn auch nicht viele, immerhin irgendwelche Erfahrungen gemacht. Keiner von ihnen fängt ganz bei null an, so wie ich. Da fühlt man sich schlagartig wie die letzte Jungfrau auf Erden.

Ich bin eben schüchtern und habe nicht gerade das größte Selbstbewusstsein. Ich brauche immer etwas Zeit, um neuen Menschen gegenüber aufzutauen. Ich kann nicht gut Signale senden oder empfangen. Und so was kann leicht zum Teufelskreis werden. Ich kann mir gut vorstellen, dass wenn man sich zu sehr einen Partner wünscht, aber gleichzeitig Angst vor einer weiteren Enttäuschung hat, man vielleicht ganz unbewusst Signale aussendet, die sagen: »Sprich mich bloß nicht an!« Es gab eine Zeit, da habe ich mich in die Ausflüchte gestürzt, mein Äußeres sei schuld daran, dass mich keiner wollte. Ich bin etwas pummelig, aber trotzdem ein hübsches Mädchen. Außerdem gibt es ja viele Frauen, die trotz ihrer fülligen Figur einen Partner finden. Hätte ich die Typen selbstbewusster auf mich aufmerksam gemacht, wäre meine Situation vielleicht heute anders. Aber jede Zurückweisung hinterlässt ihre Spuren, und jedes Mal tut es ein bisschen mehr weh. Da geht einem die Motivation flöten. Im Moment denke ich: Mit mir nicht mehr. Ich mache mich nicht mehr zum Affen und spreche die Männer an. Wenn mich einer kennenlernen will, soll er die Initiative ergreifen. Ich bin es langsam leid, ständig Körbe zu kassieren und mir dann noch sagen lassen zu müssen, ich würde zu wenig tun, um einen Partner abzukriegen. Nur weil ich nicht dem Erstbesten um den Hals falle.

Mein Vater hat mich gerade heute wieder schief angeguckt, als ich ihm sagte: »Es gibt eine Menge mehr Menschen als bloß mich, die Probleme haben, einen Partner zu finden!« Er kann das einfach nicht nachvollziehen. Er glaubt, ich bemühe mich nicht genug. Manchmal habe ich das Gefühl, ihm ist egal, ob ich glücklich werde, Hauptsache ich bin unter der Haube. Mein Bruder hat schon vermutet, ich sei lesbisch. Entferntere Verwandte, die ich nicht so häufig sehe, fragen mal: »Was macht die Liebe?« Aber wenn ich dann antworte: »Nichts Neues!«, dann sind sie nicht weiter überrascht und sagen höchstens: »Du bist ja noch jung, hast ja noch Zeit.« Mit diesen Reaktionen kann ich ganz gut leben. Meine Freunde denken vermutlich: Sie hat einfach Pech. Wenn mich neue Bekannte nach einem Freund fragen, sage ich: »Ich habe keinen.« Jeder, der sich enger mit mir anfreundet und mir richtig zuhört, wird schon mitbekommen, was Sache ist.

Im Großen und Ganzen komme ich ganz gut damit zurecht, dass es ist, wie es ist. Klar gibt es Phasen, in denen ich mich einsam fühle und viel weine und mich zu Hause vergrabe. Besonders schlimm: Weihnachten, danach gleich Sylvester und mein Geburtstag Anfang des neuen Jahres. Besonders unwohl fühle ich mich in der Gegenwart von Pärchen, die meinen, ihre traute Zweisamkeit vor mir demonstrieren zu müssen. Nichts gegen einen Kuss oder Händchenhalten beim Spazierengehen. Aber immer dieses Rumgebusserl und Händchengestreichel, das förmlich schreit: »Seht her, wir sind glücklich verliebt!« Ich denke mir dann nur: »Zum Kuscheln hättet ihr auch zu Hause bleiben können!«

Meine Lust auf Sex mit einem Mann ist nicht so groß wie meine Sehnsucht nach einer Beziehung. Wobei Sex und Beziehung für mich schon zusammengehören. Aber auf befriedigende Orgasmen muss ich ja nicht verzichten. Mich in den Arm nehmen und trösten, mir das Gefühl von Geborgenheit geben, das kann ich nicht. Aber wenn ich Lust auf Sex habe, befriedige ich mich eben selbst. Ich habe mich mit einem Vibrator auch selbst entjungfert, zumindest biologisch gesehen. Bevor ich ihn gekauft habe, dachte ich noch: »Wie erbärmlich ist das denn?«, aber dann habe ich mich über mein neues Spielzeug wie ein kleines Kind gefreut. Es ging mir nicht darum, mein Jungfernhäutchen loszuwerden. Ich habe sowieso vor, meinem ersten Mann reinen Wein einzuschenken. Nein, was ich wollte, war zumindest annähernd das Gefühl zu erleben, das man beim richtigen Sex hat.

Ich erwarte, dass ich in den nächsten Jahren durch erste reale Erfahrungen mit Männern aus dem AB-Sein ausbrechen kann. Sicher habe ich Angst davor, in zehn Jahren noch allein zu sein, aber es macht keinen Sinn, das heute schon zu bedauern. Klar wünsche ich mir Ehe und Familie. Aber wenn es nicht klappen sollte, könnte ich auch damit leben. Aber meine Hoffnung ist noch völlig unverfälscht, und ich bin für alles offen. Aus meinem Umfeld weiß ich, dass die meisten Paare durch Zufall zueinander finden. Einer hat was getan, das er sonst nie tut, und kann sich heute nicht mal mehr erklären, warum er das getan hat, jedenfalls hat es ihn zu dem anderen geführt. Solche Berichte lassen mich schon annehmen, dass es vielleicht so was wie Bestimmung oder Schicksal ist, dass ich noch unerfahren bin. Meine Geschichte soll die These bestätigen, dass der Unterschied zwischen einem AB und einem Nicht-Betroffenen gar nicht sonderlich groß ist. Dass da nur ein paar kleine Dinge hätten anders laufen müssen und schon wäre ein AB gar kein AB geworden oder umgekehrt. Bei vielen von uns war es nur ein einziges Ereignis, das das weitere Leben so nachhaltig beeinflusst hat. Wer weiß, wo ich heute stünde, hätte der Kerl in der Oberstufe gesagt: »Ich empfinde das Gleiche für dich. Lass es uns versuchen.« Vielleicht wäre dann alles anders gelaufen. Vielleicht hätte ich dann jetzt einen Partner.

»Manchmal sehe ich meinen ersten Freund als 70-Jährigen, der mich als 70-Jährige im Rollstuhl durch den Park kutschiert.«

Anna, 26, Bibliothekarin, beschreibt sich als typisches Mauerblümchen. Die Hardcore-ABine sagt, es wäre keine Tragödie für sie, ohne Partner alt zu werden.

Ich war schon immer anders als die anderen, gehörte seit dem Kindergarten nirgendwo richtig dazu, wurde gehänselt und gemobbt, weil ich schüchtern war und größer als die Mädchen und Jungs in meinem Alter. Mit meinen knapp 1,80 m übertreffe ich heute nicht nur die meisten Frauen, sondern auch den deutschen Durchschnittsmann um mehrere Zentimeter. Ich bin unsportlich, habe wenig Busen und hartnäckige Akne, seit ich denken kann. Mit fünf geriet ich im Kindergarten zum ersten Mal an ein Mädchen, das mich von den Spielsachen wegstieß und schlug. Auch in der Grundschule und im Gymnasium gab es jeweils ein Mädchen, das mich mobbte. Ich war falsch angezogen, ich habe gestört, ich war blöd. Beim Sport wollte mich keiner im Team haben, denn ich konnte noch nicht mal einen Purzelbaum schlagen. Schlimm war auch der Tanzkurs, zu dem mich meine Eltern gedrängt hatten. Während der Tanzstunden konnte ich mich über den Kopf meines Tanzpartners hinweg selbst im Spiegel betrachten. Beim Abschlussball kam er mit einer anderen, und ich saß die Zeit allein ab.

Wenn eine Frau zwischen ihrem fünften und 17. Lebensjahr immer wieder gesagt bekommt: »Du siehst aber komisch aus!«, ist ihr wohl automatisch klar, dass sie durch ihr Äußeres nie einem Mann gefallen wird. Dann geht es an die inneren Werte. Aber auch damit kann ich schwer punkten. Ist mir nicht nur einmal passiert, dass ich als unsozial bezeichnet wurde, wenn ich mich geweigert habe, in einem Verein mitzumachen, oder lieber zu Hause geblieben bin, als mich auf irgendeiner Party zu langweilen. Und das, obwohl ich immer zum Helfen da war, wenn mich einer gebeten hat, während die ach so sozialen Freunde erst antanzten, wenn der Umzug schon halb gelaufen war. Aber wahrscheinlich bin ich nach all den Jahren wirklich ein bisschen unsozial geworden.

Eifersüchtig behüte ich meine Wohnung. Ich überlege lange, wen ich auch nur über die Schwelle treten lasse. Mein hart erkämpftes Rückzugsgebiet für einen Partner aufzugeben, würde mir sehr schwerfallen. Ich will gefühlsmäßig von niemandem abhängig sein, aber auch nicht so einfache Dinge wie mein Bett und meinen Fernseher teilen. Ich genieße es, schalten und walten zu können, wie ich will. So behüte ich auch mein inneres Schneckenhaus. Da lasse ich niemanden rein, aus Angst, verletzt zu werden. Ich bin einfach an einem Punkt angelangt, an dem ich mich nicht mehr ändern will. Ich habe ja versucht, ein anderer Mensch zu werden, und da sind zumindest ein paar Techniken herausgekommen, mit denen ich verhindere, dass meine Schüchternheit mein Leben bestimmt. Mehr kann keiner von mir verlangen.

In der Pubertät hatte ich genügend Probleme mit mir selbst,

da war der fehlende Freund noch das geringste Übel. Es war für mich nur logisch, dass ich auch in diesem Lebensbereich wieder mal anders war als alle anderen. Mit 16 oder 17 sagte ich mir schließlich: »Entweder du springst jetzt von der nächsten Brücke oder du akzeptierst dich so, wie du bist.« Weil ich Höhenangst habe, habe ich die zweite Möglichkeit gewählt. Inzwischen bin ich 26 Jahre alt und mit vielem etwas später dran. Zum Beispiel habe ich lange gebraucht, mir einen Freundeskreis aufzubauen. Lange, um mich zu trauen, Schuhe mit fünf Zentimetern Absatz zu tragen, dazu körperbetonte Oberteile und ein bisschen Schminke. Da verwundert es nicht weiter, dass ich auch mit der Partnersuche länger brauche. Wenn aber der Richtige für mich nie vorbeikommen sollte, käme ich auch sehr gut mit mir allein klar. Ohne Freund älter zu werden, wäre keine Tragödie.

Spätestens mit 14 war mir sowieso klar, dass ich keine Kinder haben will. Ich habe einfach keinen Draht zu Kindern. Und nachdem ich die Ehe und die Scheidung meiner Eltern mitbekommen habe, ist für mich auch diese Institution alles andere als erstrebenswert. Ich hoffe zwar, dass ich eine Beziehung besser hinbekäme als meine Eltern, aber heiraten oder gemeinsamen Besitz will ich ganz sicher nicht. Wenn es vorbei ist, will ich auseinander gehen können, ohne dass wir uns gegenseitig mehr als nötig verletzen. Die Scheidung meiner Eltern beeinflusst meinen Umgang mit der Liebe, ganz klar. Aber: Ich habe zwei Schwestern, die die zerbrochene Ehe meiner Eltern nicht davon abgehalten hat, Partner zu finden. Also müssen noch andere Ursachen hinter meinem Alleinsein stecken. Zum Beispiel bewegen sich meine Schwestern in einem gemischtgeschlechtlichen Umfeld, während ich fast nur von Frauen umgeben bin. Meine Hobbys wie lesen, reiten oder schwimmen werden fast ausschließlich von Frauen betrieben und auf der Arbeit sind unter den Kollegen nur wenige Männer. Dasselbe gilt für meinen Freundeskreis: auch dort sind es vor allem Frauen, viele von ihnen Singles wie ich. Zwischendurch habe ich sogar schon überlegt, ob es nicht einfacher wäre, bei der Partnersuche auf Frauen umzusteigen. Aber ich finde Frauen sexuell einfach nicht attraktiv.

Ich habe mich noch nie verliebt. Höchstens mal kurz für jemanden geschwärmt, aber das ging immer sehr schnell wieder vorbei. Ich bin einfach kein gefühlsbetonter Mensch. Als alle anderen in der Schulzeit anfingen, Beziehungserfahrungen zu sammeln, habe ich mich, so wie ich es gewohnt war, hinter meiner Mauer verschanzt und keinen an mich rangelassen, um nicht verletzt zu werden. Die Männer, die sich für mich interessiert haben, waren nicht mein Fall. Der eine hatte mehr Interesse an meinem deutschen Pass als an mir, der andere wollte nur mal mit einer großen Blondine angeben. Die Typen, die im Kopf noch unreif waren, interessierten mich schon gar nicht. Das Prachtstück meiner Sammlung unpassender Interessenten: ein Anfang 50-Jähriger, der alles anquatschte, was weiblich, jung und in Reichweite war.

Erst mit Anfang 20 wurde meine Mauer etwas durchlässiger, und ich habe Nähe wenigstens auf freundschaftlicher Basis ausprobiert. Das war die Zeit, in der ich anfing zu arbeiten und von meiner Chefin oft ins kalte Wasser geworfen wurde. Sie vertraute einfach darauf, dass ich all die neuen Situationen schon meistern würde, und zwang mich auf diese Weise, meine Schüchternheit zu überwinden. Dadurch habe ich mich dann auch privat getraut, mich auszuprobieren. Ich gehe jetzt durchaus unter Leute, aber wenn ich eine längere Zeit von Menschen umgeben bin, komme ich mir immer noch in die Enge getrieben vor und reagiere gereizt. Ich achte also darauf, mich rechtzeitig zurückzuziehen und mir meine Auszeiten zu nehmen.

Im vergangenen Jahr fing ich an, mich nach Männern umzusehen, offener für eine Beziehung zu werden. Eine Bekannte versuchte, mich mit einem Mann zu verkuppeln, der genauso unerfahren war wie ich. »Die Gefühle, die jetzt am Anfang nicht da sind, werden sich ja vielleicht noch entwickeln«, hatte ich gedacht, kopfgesteuert wie ich bin. »Vielleicht erwarte ich zu früh zu viel.« Rein theoretisch passten dieser Mann und ich super zusammen und nach dem dritten Treffen hatte ich ihn soweit, dass er tatsächlich mit mir redete. Allerdings wussten wir beide nicht so recht, wie wir den nächsten Schritt aufeinander zu machen sollten und sprachen auch nicht darüber. In beiderseitigem Einverständnis ließen wir die Sache still und leise im Sande verlaufen. Und so kommt es, dass ich immer noch allein bin. Je nach Tagesform verdränge oder akzeptiere ich das. Bin ich deprimiert, lenke ich mich mit einem Buch oder beim Fernsehgucken ab. Phasen, in denen ich mich in Selbstmitleid verliere, habe ich Gott sei Dank schon lange nicht mehr erlebt. Bin ich unterwegs, schätze ich meine Chancen vorher realistisch ab, um nicht total deprimiert nach Hause zu kommen. Gehe ich zum Beispiel allein ins Kino oder lasse mich irgendwohin mitschleifen, rechne ich damit, allein zu bleiben. Dann werde ich nicht zu sehr enttäuscht.

Im Internet bin ich auf Literatur über beziehungsgestörte Menschen gestoßen. Dazu zähle ich mich. Durch meine Recherche weiß ich jetzt, dass es Menschen gibt, die wesentlich schlechter damit zurande kommen als ich. Ich fänd's wirklich schön, wenn in der Öffentlichkeit bekannter wäre, dass Absolute Beginners nicht nur die Freaks mit fettigem Haar sind, die auf Teufel komm raus an die Gesellschaft angepasst werden müssen, sondern durchaus normale Menschen wie ich. Vielleicht könnten sich dann auch andere Betroffene besser akzeptieren, anstatt darüber zu philosophieren, warum sie nicht im statistisch ermittelten »richtigen« Alter den ersten Sex gehabt haben.

Manchmal sehe ich meinen ersten Freund als 70-Jährigen, der mich als 70-Jährige im Rollstuhl durch den Park kutschiert. Und wenn schon, trotzdem werde ich nicht depressiv und gebe auch meine Wunschvorstellungen nicht auf. Erst neulich habe ich mit einer Freundin rumgealbert, und wir entwarfen jede eine Liste der Eigenschaften unseres Mr. Perfects. Meine Liste war kurz: 1. Er sollte mindestens so groß sein wie ich. 2. Er sollte mich akzeptieren, wie ich bin. 3. Wir sollten uns was zu sagen haben. 4. Er sollte sich und seine Kleider in kurzen Abständen waschen. 5. Er sollte treu sein und ehrlich, wenn es zu Ende geht. Mindestens die Hälfte der Männer, die sich für mich interessiert haben, scheiterten schon an Punkt 1. Ich glaube wirklich nicht, dass ich eine Beziehung mit einem kleineren Mann führen könnte. Ich möchte meine Größe einfach mal vergessen können, aber bei einem Mann, der mir bloß bis zum Kinn reicht, kann ich das nicht. Die restlichen Männer sind an den Punkten 2 oder 3 gescheitert. Ich bin nicht einfach. Ich diskutiere gern über alles und jedes. Wer mich fragt, muss mit einer direkten Antwort rechnen. Das ist unbequem. Alles in allem bin ich einfach nicht die typische Frau, die gern Klamotten kauft, flirtet und keinen Reifen wechseln kann. Und ich bin auch nicht bereit, jemanden aus mir zu machen, der ich nicht bin. Irgendwo warte ich schon auf ein Wunder.

Meine Bemühungen, die männliche Präsenz in meinem Umfeld etwas zu verstärken, endeten meist damit, dass ich die seltsamsten Typen aufgetrieben habe, häufig wohl auch ABs. Wenn man aussieht wie eine Leidensgenossin, offenbaren die sich einem überall. Ich muss nur mit dem Zug oder dem Bus durch die Gegend fahren und schon spricht mich einer an. Die entsprechenden Kandidaten unter den Kollegen und Kunden aus der Bibliothek landen alle bei mir. Und auf Partys, wenn ich mich mal auf eine verirre, versammeln wir uns in der AB-Ecke. Da werden wir von den anderen einfach übersehen. Früher oder später schütten die anderen ihr Herz bei mir aus. Nur: Wenn man selbst genug Frust mit sich rumschleppt und dann auf jemanden trifft, der genauso problembeladen ist und einen als Müllhalde für seinen seelischen Schrott betrachtet, ist das nicht das, was ich mir unter einer Partnerschaft vorstelle.

Ich laufe nicht herum und erzähle jedem, dass ich noch nie einen Freund hatte, aber ich täusche auch keine Erfahrungen vor, die ich nicht habe. Meine Familie und meine Freundinnen wissen von meiner Beziehungslosigkeit und dass ich dazu stehe, aber dass ich noch nie Sex hatte, darüber spreche ich nicht. Ich komme auch ohne Sex ganz gut klar, denn wie soll mir etwas wirklich fehlen, das ich gar nicht kenne? Zuerst mal sehne ich mich nach jemandem, der sich für mich und meine Erlebnisse und Gedanken interessiert. Manchmal fehlt mir jemand, an den ich mich ankuscheln kann. Und es wäre schön, jemanden zu haben, der zu mir gehört, statt als einziger Single und fünftes Rad am Wagen neben glücklichen Paaren zu sitzen. Und erst dann bin ich auch neugierig, wie sich Sex mit einem Mann wohl anfühlt. Ich kann mich zwar selbst streicheln, aber mit einem Partner stelle ich mir das Ganze doch anders vor. Ich lese gern Liebesromane, die mit dem schauderhaften Einband, um einen Einblick zu bekommen, auch wenn ich weiß, dass das nicht so ganz realistisch ist. Ich schaue mir Berichte über Sexthemen im Fernsehen an, aber vor allem, um mich zu informieren, nicht um mich anzutörnen. Pornos stoßen mich eher ab. Ich bin mal in einen Sexshop gegangen, um ein Geschenk zu kaufen, und war überrascht, wie viele Leute sich freiwillig all diese Spielzeuge kaufen, die so aussehen als wären sie beim Benutzen äußerst unangenehm. Da bleibe ich lieber bei meinen romantischen Highlandern.

Ich bin übrigens fest davon überzeugt, dass es schon immer ABs gegeben hat. In jedem noch so alten Film oder Theaterstück kommt die Alte Jungfer vor oder die graue Maus, die kein Mann beim Tanzen auffordert. Aus dem 1500-Einwohner-Dorf, in dem ich aufgewachsen bin, kenne ich auch die realen Entsprechungen zu diesen fiktionalen Klischees. Die Bezeichnung und die Wahrnehmung der ABs in der Öffentlichkeit ist heutzutage eine andere, aber es bleibt eine Tatsache, dass es sie gibt. Die Gründe haben sich geändert, aus denen eine Frau allein bleibt. Heute braucht eine Frau keinen Mann mehr, um respektiert zu werden, und beide Geschlechter dürfen auch andere Lebensziele haben als möglichst viele Kinder großzuziehen, ohne dafür schief angeguckt zu werden. Darum tun sich die Leute nicht mehr mit dem Erstbesten zusammen. Die Ansprüche an eine Partnerschaft sind gewachsen, wir suchen nach einem perfekten Pendant, einem Menschen, der auch in 30 Jahren noch ein Kribbeln im Bauch auslöst. Und nicht zuletzt sind unsere Ansprüche an uns selbst gewachsen, wir vergleichen uns mit Figuren aus dem Fernsehen oder aus Zeitschriften und erkennen, dass wir diesem Ideal nicht entsprechen. Dann geht das Selbstbewusstsein in den Keller, und wir fühlen uns nicht gut genug, um geliebt zu werden. Ich sehe mich als Teil einer Gruppe Menschen, die es schon immer gab und die es immer geben wird, auch wenn die Gründe für ihre Situation sich individuell unterscheiden.

»Ich fühle mich wie eine Mogelpackung.«

Marco, 31, Logistiksachbearbeiter, weiß, dass Humor das Leben leichter macht. Aber wenn sich eine Frau ernsthaft mit ihm unterhalten will, kommt er ihm in die Quere.

Es gab einen Zeitpunkt, da sah es so aus, als wäre ich einfach nur ein Spätzünder. Ich war 19. Da betrat Tina die Bühne meines Lebens. Dass unsere Liaison nach nur vier Wochen beendet sein und vor allem, dass sie die einzige bleiben würde, konnte ich damals nicht ahnen. Ich dachte: »Jetzt geht's endlich los! Von jetzt an wirst du endlich ein normales Leben führen!« Tina ging in die gleiche Klasse, sie war mir gar nicht besonders aufgefallen. Aber ich war ihr aufgefallen, sie suchte meine Nähe, das merkte ich. Auf einer Klassenfahrt, wir beide recht angetrunken, kam es zum ersten Kuss. Das überforderte mich vollkommen. Wenn wir ins Kino gingen oder uns küssten, war ich glücklich. Allerdings tat ich rein gar nichts, um solche Momente herbeizuführen. Immer war Tina diejenige, die anrief, die ein Treffen vorschlug, die meine Hand nahm. Ich ließ es geschehen und genoss schweigend. Sobald meine Freunde uns miteinander sahen, war mir das Zusammensein mit Tina peinlich, und das, obwohl ich um sie beneidet wurde. Erklären kann ich das heute nicht mehr. Vielleicht war es mir einfach suspekt, dass ein Mädchen so viel für mich empfand. Die Kommunikation zwischen uns stand von Anfang an auf wackligen Beinen, hauptsächlich, weil ich zu verschlossen war, um über Gefühle zu sprechen.

Noch heute verliere ich nicht viele Worte darüber. Zu schnell gleite ich im Gespräch ins Vordergründig-Witzige ab und baue dadurch eine Mauer auf, die meine wahren Ansichten und Gefühle verdecken soll. Vermutlich aus Angst, zu viel von mir preiszugeben. Ich will nicht angreifbar und verletzlich sein. Zwischen meinem besten Freund und mir ist das jahrelang ein großes Problem gewesen. Wie oft hat er versucht, mich zu einem Gespräch unter Männern beiseite zu nehmen, und wurde von mir mit Albernheiten abgeblockt! Er hat es hingenommen und irgendwann aufgegeben. Ähnlich ist das im Umgang mit Frauen. Ich kann Smalltalk mit ihnen führen, ich kann sie zum

Lachen bringen. Aber sobald die Unterhaltung einigermaßen läuft, fürchte ich mich, diese sichere Position aufzugeben und mal eine Bemerkung einzuflechten, die nicht komisch, sondern ernst gemeint ist.

Bis Mitte 20 war das Gefühl, anders zu sein als die anderen, gar nicht so dominant. In meinem Freundeskreis gab es einige Spätzünder. Aber irgendwann hatte auch der letzte von ihnen die Kurve gekriegt und es brach die Zeit an, in der es um mich herum plötzlich mehr Paare als Singles gab. Plötzlich hatte ich dieses Der-Zug-ist-abgefahren-Gefühl. Inzwischen leben die meisten meiner Freunde in festen Beziehungen, bei einigen ist sogar schon Nachwuchs da. Wir sehen uns seltener, das ist der Lauf der Dinge. Familienleben nimmt eben Zeit in Anspruch. Ich glaube nicht, dass ich dafür gemacht bin. Eine große Hochzeit wäre sowieso nicht mein Fall. Und mit meinem seltsamen Unerfahrenen-Hintergrund bin ich wohl eher nicht geeignet, Kindern den Weg ins Leben zu weisen.

Manchmal fühle ich mich richtig unwohl in Gegenwart meiner Freunde, so peinlich ist mir meine Andersartigkeit. Sie haben mich noch nie mit einer Frau gesehen, werden sich also ihr Bild gemacht haben. Vielleicht halten sie mich für einen One-Night-Stand-Typen oder einen regelmäßigen Puffbesucher, der mehr nicht braucht im Leben. Ich weiß es nicht, denn ich vermeide das Thema. Die volle Wahrheit kennt nur mein bester Freund, und dem habe ich sie auch erst vor kurzem anvertraut. All die Jahre hatte ich ihm diesen wichtigen Aspekt meines Lebens verschwiegen, immer stand das Unausgesprochene zwischen uns als eine Art »verbotene Zone«. Auf Dauer belastet das eine Freundschaft, und darum bin ich froh, dass diese Phase vorbei ist. Aber obwohl er verständnisvoll reagiert hat, fühle ich mich jetzt in schwachen Augenblicken minderwertig neben ihm. Ich habe in einem Lebensbereich, in dem früher oder später jeder irgendwelche Erfolge zu verzeichnen hat, vollkommen versagt. Das macht mir mehr zu schaffen, als ich mir eingestehe.

Die Beziehungslosigkeit ist ein ernstes Problem, aber sie soll mein Leben nicht komplett bestimmen. Darum blende ich sie im Alltag aus, so gut es geht. Früher habe ich manchmal versucht, mir vorzumachen, ich würde das ideale Leben führen. Ich hätte alles, was ich brauche, wäre frei, müsste mir von niemandem reinreden lassen: im Prinzip das Leben, von dem ich als Kind geträumt habe, bevor ich anfing, mich für Mädchen zu interessieren. Als dann in meinen dunkleren Stunden doch die Gewissheit aufkam, dass in meinem Leben etwas Grundlegendes fehlte, obwohl ich mir eingeredet hatte, glücklich zu sein, traf mich der Schlag der Realität umso härter.

Als ich vor anderthalb Jahren in einer dieser Phasen steckte, in der ich besonders schwer mit meiner Andersartigkeit zu kämpfen hatte, recherchierte ich im Internet zum Thema Menschen ohne Beziehungserfahrung und landete über Umwege in den einschlägigen Foren. Eines der wichtigsten Ereignisse der letzten Jahre für mich! Ich begriff plötzlich, dass ich mit meinem Problem nicht allein dastehe. Hin und wieder treffe ich mich mit einigen Forenmitgliedern zum Weihnachtsmarktbummel, zu einer Stadtbesichtigung oder einfach zum Sonntagsbrunch. Ich glaube nicht, dass wir bei solchen gemeinsamen Unternehmungen von einem Kegelverein zu unterscheiden sind. Mir hilft es jedenfalls ungemein, mit einer Gruppe von Menschen zusammenzusein, die mein Problem kennen und teilen. Ich muss nichts verheimlichen, kann ganz ich selbst sein. Ich mag diese unbeschwerten Momente. Unsere Beziehungslosigkeit ist dann nur eines von vielen Themen. Die besprechen wir eher am Rande unter vier Augen. In der großen Runde geht es um Fernsehserien, Krankenkassen, Smalltalk. Wie im Freundeskreis. Und auch wenn ich sie nicht zu meinen Freunden zähle, sind mir die ABs von den Treffen bisher alle sympathisch gewesen. Uns verbindet zwar nicht viel außer unserem Problem und seinen Begleiterscheinungen, wir sind Menschen mit den verschiedensten Berufen, Hobbys und Hintergründen. Aber es sind überwiegend zurückhaltende Menschen wie ich.

Vielleicht würde ich mich auch unter »Normalos« wohler fühlen, wenn Menschen ohne Beziehungserfahrung in der Öffentlichkeit präsenter wären. Mich ärgert die Einseitigkeit, mit der das Thema Liebe immer dargestellt wird. Im Kino, im Fernsehen, in der Musik: Überall steuern die Menschen unweigerlich und ganz natürlich auf Partnerschaften zu. Manchmal auf Umwegen, aber letztendlich klappt es immer. Und diese Storyline ist mittlerweile so fest im öffentlichen Bewusstsein verankert, dass eine unfreiwillige Beziehungslosigkeit schon fast unvorstellbar ist. Dabei kann das Thema Unerfahrenheit jeden betreffen. Vielleicht wird der eigene Sohn AB oder ein guter Freund. Und dann ist echtes Verständnis statt ratlosem Mitleid angesagt. Wir sind keine Glöckner von Notre Dame und auch keine Idioten!

Ich glaube auch, dass ich einer Frau einiges zu geben hätte. Einigermaßen akzeptables Aussehen, ein insgesamt besserer körperlicher Zustand als bei so manch bequem gewordenen liierten Freund. Von den inneren Werten her bin ich humorvoll, fürsorglich, verständnisvoll, verlässlich. Ich verdiene meinen Lebensunterhalt, habe meinen Haushalt im Griff. Nur flirten kann ich nicht. Ich betrachte einen Flirt als Verkaufsgespräch, bei dem der Verkäufer sein Produkt möglichst attraktiv darstellen muss, um es loszuwerden. Bei allen Pluspunkten, die ich habe, ist doch das Riesenmanko, der Fehler am Produkt, ständig präsent: Ich bin in Liebesdingen fast völlig unerfahren. Eine Frau, die von einem Mann um die 30 angesprochen wird, kann davon ausgehen, dass dieser Mann seine zehn oder 15 Jahre Erfahrung mitbringt und eine gewisse Reife erlangt hat. Aber genau die fehlt mir, und wenn ich mich einer Frau nähere, fühle ich mich wie eine Mogelpackung oder ein Betrüger.

Ich habe das große Glück, vom Typ her ein fröhlicher Mensch zu sein. Mit viel Humor lässt sich das Dasein leichter ertragen. Ich schiebe nicht so oft Frust wie manch anderer. Ich mag mein Leben, obwohl es sicherlich etwas aufregender sein könnte. Trotzdem stimmt mit mir was nicht, das ist nun mal so. Stundenlang kann man darüber philosophieren, was »normal« eigentlich bedeutet. Aber es hilft alles nichts: Ein Mann, der mit 30 noch über so gut wie keine Liebeserfahrungen verfügt, ist anders als die anderen. Und niemand will in so einem Punkt anders sein. Vielleicht mache ich mir auch einfach zu viele Gedanken, aber es ist mir sehr wichtig, meinen AB-Zustand zu verbergen. Ich bin gut im Beruf, ein guter Freund, aber wenn herauskäme, dass ich einer dieser Jungfrau-männlich-40-sucht-Typen bin, würde mir aller Erfolg der Welt nichts mehr nutzen, dann wäre ich in den Augen der anderen nur ein bemitleidenswerter Versager.

Man muss weit in die Vergangenheit eintauchen, um meine Entwicklung hin zum AB zu verstehen. Ich war schon immer ein zurückgezogener Mensch, habe meine Ruhe gebraucht. Ein Stubenhocker. In der Schule konnte ich durch das Wissen glänzen, das ich mir im stillen Kämmerlein angelesen hatte, aber das imponierte den Mädels nicht, im Gegenteil. Die standen auf sportliche Leistungen und in Sport war ich schlecht. Dann kam die Pubertät und mit ihr die Akne. Nicht, dass mich meine Klassenkameraden wegen meiner Pickel verspottet hätten. Trotzdem zog ich mich immer mehr zurück. Da waren auch die Probleme zu Hause: Zwischen meinen Eltern kriselte es ständig und als ich 13 war, ließen sie sich scheiden. Noch dazu die erwachende Sexualität, für die ich mich schämte. Und ein wenig jugendliche Verweigerungshaltung, die mich dazu trieb, mich von den anderen fernzuhalten. Freunde hatte ich zwischen 13 und 18 keine.

Irgendwann verschwand die Akne, ich söhnte mich mit meinem Aussehen aus, fand neue Freunde, wurde wieder etwas umgänglicher. Eigentlich hätte sich mein Leben an dem Punkt normalisieren können. Aber in meinem Kopf blieb ich noch lange Zeit der verpickelte 14-Jährige. Mein Selbstbild war dauerhaft verzerrt. Ich konnte nie glauben, dass sich eine Frau für mich interessieren könnte, und das strahlt man vielleicht auch aus. Aber seit drei Jahren bin ich auf dem Weg der Besserung. Das muss die herannahende 30 gewesen sein! Plötzlich war ich ehrlich zu mir selbst und habe eingesehen, dass es einiges zu verbessern gibt. Jetzt achte ich mehr auf meine Kleidung, habe mit einem leichten Krafttraining angefangen und meine Körperhaltung verbessert. Demnächst mache ich sogar einen Tanzkurs, ist das nichts? Es gibt mir selbst sehr viel, attraktiver zu sein als noch vor einigen Jahren. Ich entferne mich immer weiter von den negativen Gedanken, die mein Leben bestimmt haben, und das tut mir gut. Auch meine seit der Kindheit ausgelebte Zurückgezogenheit weicht immer mehr einem etwas erfüllteren, abwechslungsreicheren Leben. Ich sage öfter mal spontan: »Ja!« Trotz allem bin ich immer noch viel zu passiv, um wirklich den Kontakt zu Frauen zu suchen. So kann das natürlich nichts werden. Aber dafür fällt mir einfach keine Lösung ein.

Wenigstens kann ich mein Bedürfnis nach Sex allein befriedigen. Dass Selbstbefriedigung kein Ersatz für ein echtes Sexleben ist, kann ich mir natürlich denken, und es wurde mir oft genug in Gesprächen mit erfahrenen Freunden bestätigt. Aber wenn meine Neugier zu groß werden sollte, kann ich ja immer noch käuflichen Sex in Anspruch nehmen. Das kann nächste Woche so weit sein oder in fünf Jahren, keine Ahnung. Es ist beruhigend zu wissen, dass es diese Möglichkeit gibt, aber gewagt habe ich diesen Schritt bisher noch nicht. Man geht ja nicht mal eben so ins Bordell. Das kostet Überwindung, mich hat schließlich außer in meiner frühen Kindheit nie eine Frau nackt gesehen. Früher dachte ich, zu einer Prostituierten zu gehen, bedeute die Kapitulation. Aber inzwischen sehe ich das nicht mehr ganz so verbissen.

Wenn ich mich selbst befriedige, gucke ich dabei Pornos oder stelle mir vor, wie es wäre, eine Frau zu verführen. Natürlich bin ich in meinen Phantasien ein phantastischer Liebhaber, alles läuft ohne jede Panne ab, am Ende habe ich die Frau mehrfach befriedigt und sie will nie wieder einen anderen in ihrem Bett! Und natürlich ist mir klar, dass mein erstes Mal, sofern es denn noch stattfinden sollte, mit diesem Szenario so gut wie nichts zu tun haben wird. Vermutlich werde ich mich dabei anstellen wie ein Teenager. Das Theoriewissen, das ich mir angelesen habe, und das Porno-Anschauungsmaterial hilft gar nichts, solange das Wichtigste fehlt: die Erfahrung. Einem 16-Jährigen wird es die Partnerin nachsehen, wenn er sich blöd anstellt, von ihm erwartet sie nichts anderes. Bei einem Ü-30er würde sie es seltsam und lächerlich finden. Auch das trägt zu meiner Unsicherheit in Flirtsituationen bei: Sexuell fühle ich mich auch wie eine Mogelpackung. Ein 31-jähriger Mann mit der Sexsoftware eines 13-Jährigen. Im Bordell könnte ich mir Routine verschaffen, aber das, was dort geboten wird, hat mit echtem Sex wahrscheinlich auch nicht viel zu tun. Was mir Hoffnung macht: Einige Ex-ABs berichten, dass ihr erstes Mal weit weniger schlimm abgelaufen sei als befürchtet. Dass ihre Partnerinnen gar nicht bemerkt hätten, dass sie es mit einem Anfänger zu tun hatten. Andererseits berichten auch einige, dass der echte Sex ihre in all den Jahren aufgebauten Erwartungen am Ende nicht habe erfüllen können.

Es bleibt dabei: Sex könnte ich mir woanders holen, die Sehnsucht nach einer Beziehung dagegen kann ich nicht auf Ersatzwegen befriedigen. Das macht diesen Aspekt zum schwierigeren Teil des AB-Lebens. Ich kann mir schon vorstellen, dass man irgendwann resigniert und die Hoffnung aufgibt, einen Partner zu finden, aber bei mir ist es noch nicht soweit. Wenn es so sein sollte, dass mich die Liebe auch in Zukunft nicht findet, dann ist das halt so. Mein Leben ist dadurch vielleicht ärmer, als das der meisten Menschen, aber trotzdem noch bei weitem lebenswert genug.

»Ich bin niemand, in den man sich verlieben kann.«

Richtig entspannt ist Jörg, 33, Diplom-Informatiker, nur, wenn er mit anderen Absolute Beginners zusammen ist.

Mein Nickname im Forum »Unerfahren« ist BartS. Da bin ich Administrator und Moderator. Das heißt, ich schalte den Zugang für die neu registrierten Mitglieder frei, achte darauf, dass der Umgangston im Rahmen bleibt und schaue mir mindestens einmal am Tag alle neuen Beiträge an. Oft läuft das so ab: Ein AB, der bisher im Bekanntenkreis als der absolute Exot galt, ist zufällig auf unser Forum gestoßen und muss sich erst mal von der Überraschung erholen, dass es hier tatsächlich eine größere Ansammlung von Unerfahrenen gibt. Im ersten Posting stellt er sich vor, skizziert seine Geschichte. Und dann dreht es sich oft um dieselben Fragen: Warum bin ich AB? Was mache ich falsch? Lässt sich daran etwas ändern? Wie soll ich mich bei einem Date verhalten? Natürlich bringt jeder seinen individuellen Hintergrund mit, aber die Geschichten haben auch Gemeinsamkeiten. Viele unserer Mitglieder beschreiben sich als introvertiert. Das sind keine Typen, die gern im Mittelpunkt stehen oder ständig Partys feiern. Im Laufe der Zeit habe ich viele von ihnen persönlich kennengelernt und kann bestätigen: Die wirken auf den ersten Blick nicht irgendwie auffällig, man sieht ihnen ihre Unerfahrenheit nicht an.

Na gut, keiner von ihnen ist besonders modisch gekleidet. Einige sind dabei, die in der Runde wenig sprechen. Tendenziell sind wir keine enthusiastischen Menschen, das mangelnde Selbstvertrauen merkt man uns sicher an. Manchmal auch die gedrückte Stimmung, die zwangsläufig entsteht, wenn die unerfüllte Sehnsucht nach einer Beziehung und das Körbeeinsammeln ein Leben bestimmen. Es sind Leute unter uns, die leiden bis zum Selbsthass, aber das sind die wenigsten. Die meisten leiden lieber im Stillen und versuchen nach außen hin, ihr Leben zu leben, so wie es ist. Und sie versuchen, sich vorrangig als Singles wahrzunehmen statt als Absolute Beginners. Sie lesen Single-Ratgeber und versuchen, so die Fallen des Alleinseins zu umschiffen und die Vorteile zu genießen. Versuchen, auch Freude am Leben zu empfinden. Auch mal über sich selbst zu lachen.

Auch wenn wir uns mit den Forenmitgliedern treffen, geht es vor allem darum, gemeinsam Spaß zu haben. Einfach unter Seinesgleichen zu sein, hebt schon die Laune. Da kommt der Gedanke auf: »Wenn es so viele gibt, denen es genauso geht wie mir, kann ich nicht gar so ein schlimmer Mensch sein, wie ich immer gedacht habe.« Ich kann das Thema anschneiden, wann immer mir danach ist, ohne dass es mir peinlich sein muss. Das, was im Alltag unter anderen Menschen eine Außergewöhnlichkeit war, wird plötzlich zu etwas Gewöhnlichem. Es entsteht eine angenehme Normalität. Wir organisieren Ausflüge, machen Sightseeing, das ist wie Klassenfahrt. Bestimmt sieht uns keiner an, dass wir ABs sind. Wir philosophieren auch nicht den ganzen Tag darüber. Natürlich geht es dann abends, wenn wir bei solchen Forenfahrten nach dem gemeinsamen Essen zusammensitzen, um »das Problem«. Die Abkürzung AB ist als Geheimcode übrigens ganz praktisch, so können wir uns im Café über unser Problem unterhalten, ohne dass die Leute am Nachbartisch wissen, worum es geht.

Bei den ABinen laufen die Geschichten ein wenig anders. Die haben ihre besten Freundinnen, mit denen sie auch ihre Unerfahrenheit besprechen. Die sind nicht so wie wir Männer darauf angewiesen, sich dafür Leute außerhalb des Bekanntenkreises zu suchen. Denn ich versuche, das Thema unter Freunden zu vermeiden, ist ja nicht das fröhlichste. Andererseits: Man redet ja sonst auch nicht nur über lustige Dinge, sondern auch über Krankheiten oder berufliche Misserfolge, wenn jemand gerade damit zu kämpfen hat. Insofern spielt da vielleicht mehr noch meine Sorge eine Rolle, meine Freunde zu überfordern, indem ich mit meiner Unerfahrenheit anfange. Ich befürchte, sie würden sofort annehmen, sie müssten mir konkrete Hilfestellung geben und wüssten dann nicht, was sie tun und sagen sollten. Also behalte ich mein größtes Leid für mich. Auch mit meinen Eltern rede ich nicht darüber. Die sind Ende 60 und seit 45 Jahren verheiratet. Sie können sich bestimmt nicht vorstellen, wie schwer das ist, heute eine Partnerin zu finden und dass das ausgerechnet ihrem Sohn nicht gelingen will. Die kämen gar nicht darauf zu denken: »Der arme Junge findet keine.« Eher denken sie: »Der will gar keine Freundin haben, der genießt seine Freiheit viel zu sehr.« Und mir ist das lieber so.

Für mich wäre es sicher sinnvoll, mich mit einer ABine zusammenzutun. Die würde viele Dinge verstehen, die ich sonst erst langatmig erklären müsste. Einige erfahrene Frauen, die im Forum sind, weil sie sich mit einem Unerfahrenen zusammengetan haben, sehen das aber anders. Sie schreiben oft von ihrer Angst, dass ein Mann, der mit ihnen seine allererste Beziehung führt, bald untreu werden könnte. Er könnte dadurch, dass der Teufelskreis seiner Unerfahrenheit endlich durchbrochen wurde, einen Selbstbewusstseinsschub erleben und die verpassten Erfahrungen des Austobens und Ausprobierens nachholen wollen. Mich erstaunen solche Befürchtungen. Ich glaube kaum, dass ein männlicher AB so denkt.

Über die Jahre hinweg haben sich in unseren Foren übrigens unglaublich viele Paare gefunden. Das fängt damit an, dass sie in den Postings des anderen ähnliche Einstellungen zum Leben entdecken, geht mit Dutzenden E-Mails weiter und läuft auf das nächste Forentreffen hinaus, auf dem sie sich dann live beschnuppern können. Und zwar ohne sich zu fühlen, als seien sie auf einem Date, wo sie unweigerlich verkrampfen. Es herrscht eine angenehme Lockerheit, und dann funkt es auch.

Nur bei mir nicht. Erst dieses Jahr habe ich eine solche Geschichte erlebt, nur leider ohne Happy End. Und das, obwohl ich die Hoffnung hatte, dass ich dieses Mal wirklich nicht mit Idealvorstellungen, sondern realistisch an die Sache herangegangen bin, und dass es wirklich klappen könnte. Die Frau aus unserem Forum, in die ich mich verguckt hatte, sagte mir dann irgendwann, sie hätte es gar nicht gemerkt und sich wiederum in einen anderen Mann aus dem Forum verliebt. Ich vermute aber, ihr fehlte der Mut, sich auf mich einzulassen. Jetzt ist es natürlich schwierig, das Forum noch als Beichtstuhl, Seelenmüllabladeplatz oder Trostquelle zu nutzen. Ich schreibe dort über meine enttäuschenden Erfahrungen mit dieser Frau und weiß, dass sie mitliest … Trotzdem werde ich im Forum weitermachen. Man gewinnt dort wichtige Erkenntnisse über sich selbst. In den Geschichten der anderen erkenne ich eigene Verhaltensweisen wieder und kann mir selbst gegenüber die Perspektive des Beobachters einnehmen. Das kann nur gesund sein. Genauso wie das Schreiben über sich selbst, dabei bin ich ja auch gezwungen, mir Gedanken über meine Geschichte zu machen. Der Kontakt mit anderen übers Internet hat mich offener gemacht. Hat mich gelehrt, meine Meinung zu sagen, auch wenn sie meinem Gegenüber nicht gefällt. Man wird nicht gleich gehasst, nur weil man mal Tacheles redet. Und das ist eine Erkenntnis, die hätte mir früher sehr geholfen.

In meine Schulklassen gingen fast nur Jungs. Das war erst Zufall, als ich aber ab der neunten Klasse ein Internat mit mathematisch-naturwissenschaftlicher Ausrichtung besuchte, nicht mehr. Mädchen gegenüber entwickelte ich Berührungsängste. Zum Problem wurde diese Unsicherheit mit 15 oder 16.

Aber nicht nur für mich, auch viele meiner Freunde, die ja im selben Umfeld aufwuchsen, blieben Spätzünder, bis sie im Studium endlich ihre ersten Beziehungen erlebten. Auf der Uni wurde es mit der Frauenquote nicht besser. Ich studierte Informatik, umgeben von Männern. Und spürte trotzdem eine der wenigen Frauen im Fachbereich auf, um mich prompt in sie zu vergucken. Ich mag Frauen, die eine gewisse persönliche Reife haben und auch beruflich auf beiden Beinen stehen. Inzwischen schrieb ich schon an meinem Diplom, sie war Doktorandin und verpasste mir meinen bisher grausamsten Korb. Sie war etwa drei Jahre älter als ich, intelligent, mir gefiel ihre Art, obwohl sie anders war als ich. Sehr verklemmt zeigte ich ihr meine Sympathie. Ein Überraschungsei hier, eine Einladung ins Kabarett da. Dann stockte die Sache, noch näher kam ich nicht an sie heran. Ich wusste mir nicht anders zu helfen als mit einem Brief, um meine Gefühle auszudrücken. Damit war für sie eine Grenze überschritten, das sei unpassend zwischen Student und Doktorandin, sagte sie, und verbot mir, jemals wieder Kontakt zu ihr aufzunehmen.

Eines hat sich seitdem geändert, und darüber bin ich froh: Mit Mitte 20, also in den letzten Zügen meines Studiums, war das Verlieben bei mir noch genau wie damals in der Schule mit Abstand verbunden. Ich schwärmte von weitem, freute mich, die Angebetete nur zu sehen. Heute achte ich darauf, erst mal Kontakt aufzunehmen, bevor ich mich in unrealistische Gefühle hineinsteigere, und das funktioniert auch. Zumindest sind einige Kumpelfreundschaften mit Frauen daraus hervorgegangen. Auch etliche Dates haben sich ergeben, 15 oder 20 in den vergangenen Jahren. So konnte ich mich langsam an die Frauen und an das, was sie von mir erwarten, herantasten. Auch wenn sich daraus keine Beziehung entwickelt hat, bin ich jetzt immerhin so weit, dass ich mir die ersten Schritte zutraue.

Ich bin bereit, mich ein wenig zu ändern, damit es endlich klappt. Selbstbewusstsein macht schließlich nicht nur sexy, es hilft einem auch in anderen Lebensbereichen. Insofern würde ich meine Schüchternheit nicht nur für die Frauen, sondern für mich selbst ablegen. Aber meine Persönlichkeit komplett umkrempeln will ich auch nicht. Ich bin nun mal introvertiert, und es gibt, obwohl die meisten Frauen auf extrovertierte Männer stehen, auch introvertierte Männer, die Frauen haben. Erblich bedingt hat sich in meinen 20ern mein Haar gelichtet, es sei mal dahingestellt, ob das mit ein Grund dafür ist, dass ich keine Frau finde. Natürlich bin ich nicht frei von Marotten. Es passiert mir manchmal, dass ich das Reden vergesse, einfach da sitze, und alles in mich aufnehme. Solche Phasen halten zum Glück nie lange an, aber sie sind charakteristisch für mich. Ich versuche eben gern, von einer Sache einen Gesamteindruck zu gewinnen. Vielleicht bin ich deshalb kein überschwenglich emotionaler Mensch, was die Frauen natürlich stört. Das wird mir manchmal als Gefühlskälte ausgelegt. Aber auch wenn ich meine Gefühle schlecht in Worte fassen kann, kann ich sie wenigstens in Taten umsetzen, das ist doch viel wichtiger! Und dass man sich auf mich verlassen kann. Dass ich Freunden gern helfe und ihre Hilfe auch annehmen kann. Das sind alles Eigenschaften, die auch in einer Beziehung wichtig sind.

Allerdings sind das keine Eigenschaften, auf die Frauen beim ersten Date achten. Oft wissen die aber auch selber nicht, was sie wollen. Wenn ich wieder mal einen Korb bekomme, und die Frau frage, warum sie mich nicht lieben kann, bekomme ich nie eine konkrete Antwort, nie konkrete Gründe. Nie etwas, das ich verstehen oder ändern könnte. Ich hoffe, dass sie nicht nur zu feige sind, mir ins Gesicht zu sagen, was ihnen an mir nicht passt, sondern dass sie es wirklich nicht wissen.

Meine Kumpelfreundinnen haben sich immerhin schon durchgerungen, mir zu sagen, dass mein Kleidungsstil zu unauffällig sei und dass manche Farbkombinationen meiner Outfits nicht zusammenpassen. Kann ja sein. Dann achte ich eben mehr darauf, dass das stimmig ist und was für Klamotten ich kaufe. Ich bin ja lernfähig. Aber der entscheidende Punkt kann das nicht sein. Genauso wenig wie die Tatsache, dass ich Ansprüche an eine Frau habe. Die hat doch jeder! Ich möchte mich an ihrer Seite wohlfühlen. Wenn sie nicht selbst AB ist, sollte sie Verständnis für meine Situation haben. Unser Humor muss kompatibel sein. In mir schlummert ein kleiner Junge. Ein Bart

Simpson. Der möchte auch mal raus! Ich will mit einer Frau aneinander gelehnt auf meiner Couch sitzen, das muss eine schöne Erfahrung sein. Ganz bewusst bin ich in eine 3-Zimmer-Wohnung statt in eine Junggesellenbude gezogen. Ich stelle mir vor, ich komme in die Wohnung, und es ist schon jemand da. Oder ich bin als Erster da, bereite das Abendessen für meine Freundin vor und weiß, gleich kommt sie. Ich denke auch darüber nach, eine Familie zu gründen. Klar, beim Mann geht das auch im hohen Alter noch, aber ich will keine zehn Jahre mehr damit warten. Mit 40 immer noch Single zu sein, das wäre echt schlimm.

Natürlich wünsche ich mir auch, mit einer Frau zu schlafen. Da habe ich absolut null Erfahrung. Keine Küsse, keinen Sex. Umarmungen sind das Intimste, was ich kenne. Ein bisschen körperliche Nähe hole ich mir in der Tanzschule. Dass mir Gesellschaftstanz so viel Spaß machen könnte, hätte ich nie gedacht. Discotanzen ist überhaupt nichts für mich. Zum ersten Mal eine Frau in Tanzhaltung anzufassen, war ganz ungewohnt. Aber ich habe mich schnell daran gewöhnt.

Ich stelle es mir wunderschön vor, mit einer Frau zu schlafen, sie zu küssen oder sich auch einfach nur zu berühren. Das Gefühl des Ungewohnten beim Sex würde sicher ganz schnell verschwinden. Ich wäre ja sogar bereit, den ersten Schritt zu machen, so wie es von mir als Mann erwartet wird. Unter einer Bedingung: Ich müsste das Gefühl haben, dass das Eis zwischen ihr und mir gebrochen wäre. Dass von ihr ein ermutigendes Signal käme. Einfach so beim Essen mit einer Frau ihre Hand zu nehmen und eine Weile zu halten, wie es immer empfohlen wird, das kann ich nicht. Der forsche Typ, der eine Frau gegen ihren Willen anmacht, der will ich auch nicht sein. Und schon gar keine fremde Frau. One-Night-Stands kommen also für mich nicht infrage. Wo soll da so plötzlich Vertrauen entstehen? Erst recht kann ich nicht zu einer Prostituierten gehen, die ich überhaupt nicht kenne. Die Atmosphäre wäre mir nicht angenehm, da würde ich an Sex nicht einmal denken. Wenn ich mir vorstellen könnte, mir in One-Night-Stands oder bei einer Prostituierten zumindest körperliche Befriedigung zu holen, hätte ich das sicher schon längst getan. Denn das körperliche Verlangen, das ich jeden Tag bekämpfen muss, ist heftig. Man hat ja eine Vorahnung, wie gut Sex mit einer Frau sein könnte! Deshalb dachte ich auch, es sei eine gute Idee, mit meiner damaligen Kumpelfreundin ins Bett zu gehen. Die Nähe war da, sie kannte meine Geschichte. Da war es einfacher, sich zu öffnen und was zu wagen. Ob sie sich vorstellen könnte, eine Nacht mit mir zu verbringen, ohne dass wir danach ein Paar wären, habe ich sie gefragt. Ihre Reaktion: Pures Erstaunen, sie wusste nichts zu antworten. Diese Episode war nicht der einzige Grund dafür, dass unsere wertvolle Freundschaft später zerbrach, aber sicher der Auslöser.

Es wäre schön, wenn dieses Buch möglichst vielen ABs zeigen würde: Ihr seid mit eurer Sehnsucht und eurer Unerfahrenheit nicht allein! Ihr seid nicht die letzten Loser und ihr könnt euer Leben trotz dieses einen großen Mangels gut im Griff haben, denn es ist ohne Beziehung nicht sinnlos. Ich wünsche mir, dass mehr Menschen verstehen, wie es ist, ein AB zu sein. Für einen Schwulen ist es sicher noch dramatischer, sich zu outen, aber manchmal habe ich schon das Gefühl, wenn ich jemanden mit meiner Unerfahrenheit konfrontiere, dass er dann denkt, ich sei abartig. Und ich will nicht, dass das jemand über mich denkt.

Es gibt noch andere Dinge im Leben – ältere Absolute Beginners

Ab einem Alter von ungefähr 40 Jahren bezeichnen wir unsere Protagonisten als ältere Absolute Beginners. Mit 40 ist ein Mensch auch in der heutigen Zeit im Erwachsensein angekommen. Viele ringen nun mit der mehr oder weniger schockierenden Erkenntnis: »Das ist also jetzt mein Leben.« Bestimmte Träume sind einfach ausgeträumt. »Ich werde wohl die unbeschwerte Ausprobierzeit der Jugend nicht mehr nachholen können«, weiß Christine, 43. »Mit Anfang 40 ist man einfach nicht mehr so unbedarft wie mit 16.« In diesem Alter ist auch das naive Credo »Du kannst im Leben alles erreichen, was du willst« als Halbwahrheit enttarnt. Die Aufgabe, vor der wir nun stehen, heißt: lernen, verpassten Chancen und Optionen, gegen die wir uns entschieden haben, nicht hinterherzutrauern. Zufrieden zu sein mit dem, was wir haben, und mit dem, was wir sind. Und wenn wir damit nicht zufrieden sein können, realistische Strategien zu entwerfen, was noch wie zu ändern ist. Das gilt nicht nur, aber eben auch für die Absolute Beginners.

Beim Vergleichen der Geschichten der älteren Betroffenen fällt auf, dass sie die Lebensjahre rund um die Erkenntnis »Ich bin anders als die anderen« ganz anders beschreiben als die jungen und mittleren ABs von heute. Während sie heute bereits in jungen Jahren teils sehr stark leiden, begann die Karriere eines Absolute Beginners vor 20 Jahren viel gelassener. »Früher war das alles nicht so dramatisch«, erinnert sich Rainer, 43. »Viele meiner Schulfreunde hatten bis zum Abitur auch noch keine Frauengeschichten laufen. Also brauchte ich mich unter ihnen nicht anders oder seltsam zu fühlen.« Erst mit einer gewissen Verspätung gegenüber den jungen Absolute Beginners von heute erlebten die älteren Absolute Beginners ihren Tiefpunkt. Bei Hugo, 40, geschah das erst vor wenigen Jahren: »Bis 35 hielt ich es nicht für möglich, dass sich jemals eine Frau in mich verlieben könnte. Ich hatte resigniert. Immer abends kam es über mich: Ich saß im Bett, schluchzte und schlug mit dem Kopf gegen die Wand. Damals wusste ich noch nicht, dass meine Unerfahrenheit nur ein Symptom für ein viel größeres Problem war, das meinem gesamten Ich zugrunde lag. Ich litt, wirklich: Ich litt.«

Hugo ist Mitarbeiter in der Psychiatrie und betrachtet sich als Absolute Beginner, auch wenn er den Begriff und die Szene dahinter noch nicht kannte, bevor ich mit ihm darüber sprach. Und obwohl sein Liebeslebenslauf nach verhältnismäßig viel Erfahrung klingt für einen, der sich als unerfahren bezeichnet. »Aber man muss das mal nachrechnen«, erklärt Hugo. »Ich bin 40. Ich hatte vier Frauen, davon habe ich mit keiner einzigen eine echte Beziehung geführt. Mit dreien von ihnen geschlafen, es mit zweien genossen und zwischen diesen Geschichten habe ich 25 Jahre allein verbracht. Ich denke, ich kann behaupten, dass ich weiß, wovon ich rede, wenn ich mich zu den Unerfahrenen zähle.«

Ähnlich wie Lana, die 22-jährige Bankkauffrau, hat Hugo sein Leben um die Beziehungslosigkeit herum gut ausgefüllt: viele Freunde, freiwilliges Engagement im »Weltladen«, große Pläne. Ob ein AB die Freizeit, die er mangels Beziehung hat, sinnvoll nutzen kann oder gar nichts mit sich anzufangen weiß, hängt offenbar nicht vom Alter ab – in allen Altersgruppen kommen beide Tendenzen vor.

Hugo sagt, er sei nicht einsam, aber er möchte sein Leben auch nicht »erfüllt« nennen. Von außen betrachtet wirkt er eher wie ein einsamer Wolf mit einem starken Freiheitsdrang, zu dem das Beziehungsleben irgendwie auch nicht zu passen scheint – oder ist das alles nur ein Schutzmechanismus? Frauen mit Kindern oder in Kinderstimmung könne er nicht gebrauchen, sagt er. Aber kann Hugo überhaupt eine Frau gebrauchen? Beziehung ist immer auch ein bunter Strauß aus Kompromissen, und nach Kompromissen klingt Hugo nicht, wenn er sagt: »Die Frau, die zu mir passt, müsste akzeptieren, dass ich meine Freiheit nicht eingeschränkt sehen will. Ich weiß aus Erfahrung, dass ich dazu neige, mich vereinnahmen zu lassen, und will in einer Beziehung auf gar keinen Fall derjenige sein, der immer nachgibt. An den Beziehungen in meinem Umfeld beobachte ich, dass oft ein Partner gewaltig zurücksteckt, um den anderen nicht zu behindern. Das ist überhaupt nicht mein Ding, ich brauche meine Freiheit.« Demnächst geht es für zwei Monate nach Afrika, Hugo will die Kalahari sehen.

Wie er knüpfen viele Absolute Beginners zahlreiche Bedingungen an die Art von Liebe, die sie sich wünschen und auf die sie bereit wären, sich einzulassen. Es ist ja auch nicht falsch zu wissen, was einem gut tut und was nicht. Und die hohen Erwartungen kommen nicht von ungefähr, sondern sind wieder einmal ein Produkt unserer Gesellschaft: »Viele haben ein überhöhtes romantisches Beziehungsideal«, sagt Psychotherapeutin Claudia Clasen-Holzberg im *Spiegel Wissen:* »Alles Glück der Welt soll vom Partner kommen, was einen enormen Druck erzeugt. Eingefordert wird ein geradezu symbiotisches Miteinander. Oder es gibt die Vorstellung, wenn wir schon nicht eins sind, so sollen wir uns doch wenigstens wunderbar in unseren

Unterschieden ergänzen.« Nichtbetroffene, die sich nach dieser idealisierten Liebe sehnen, lassen sich aber nicht davon abhalten, auch unperfekte Partnerschaften einzugehen und auszuprobieren. Absolute Beginners schrecken davor zurück. Und je älter sie werden, desto vehementer stehen viele von ihnen hinter ihren Forderungen, die sie für ihr gutes Recht halten, die ihnen jedoch als Hindernis im Weg stehen. Mit dem Alter erhöht sich auch die Wahrscheinlichkeit, dass sich andere Lebenseinstellungen, Verhaltensmuster und (negative) Selbstbilder verfestigen: »Ich möchte mich, wenn ich mich an meine bisherigen Erfahrungen erinnere, lieber nicht mehr verlieben. Der Selbstabwertungsmechanismus, der dann sofort bei mir einsetzt, schließt Erfolg bei den Frauen sowieso von vorneherein aus«, sagt Rainer, 43.

Je länger die unfreiwillige Beziehungslosigkeit andauert, desto deutlicher lassen sich die Lebensläufe der Betroffenen in Phasen fassen und ihre Gefühlsregungen diesen Phasen zuordnen. Was zum Beispiel die (vermeintlichen) Makel an ihrem Äußeren angeht – damit haben sich die älteren Absolute Beginners im Gegensatz zu den jüngeren und mittleren meist abgefunden. »Früher fühlte ich mich hässlich«, gesteht Hugo. »›So langweilig wie du aussiehst‹, dachte ich, ›hast du absolut null Chancen bei den Frauen.‹ In der Zwischenzeit habe ich mich zwar kaum verändert, aber ich habe mich mit meinem Aussehen ausgesöhnt. Ich schneide nicht schlechter ab als andere, die keine Traumtypen sind und trotzdem eine Freundin haben. Den Gruppenzwang, den empfinde ich jetzt auch nicht mehr so. Vor zehn oder 15 Jahren wollte ich unbedingt eine Freundin haben, weil alle eine hatten. Da leidet man doppelt. Erst seitdem ich die Augen aufmache, sehe ich, was in den Beziehungen überall für ein Chaos herrscht.«

Die älteren Absolute Beginners haben im Gegensatz zu vielen jüngeren, die sich ohnmächtig ihrer Situation ausgeliefert fühlen, verstanden, dass sie die Entscheidungen des Schicksals nicht machtlos hinnehmen müssen, sondern dass sie es immer noch selbst in der Hand haben, ob sie ihr Leben genießen oder nicht. Auch wenn sie sich keinen Partner herbeizaubern können. Mit fortschreitendem Alter treten andere Dinge in den Vordergrund und die Absolute Beginners besinnen sich auf Wünsche und Ziele jenseits von Liebe und Sex. Darum können sie irgendwann wie Hugo empfinden: »Entweder läuft mir eine Frau über den Weg oder nicht. Mein Seelenheil hängt nicht davon ab. Was ich wirklich will, ist mein gemütliches Leben in jener großen Hippie-WG mit gelegentlichen Abstechern nach Afrika oder sonst wohin, ein wenig mehr Erleuchtung, meine Mitte und meinen Frieden. Eine Freundin wäre die Kür.«

Manches ändert sich mit dem Alter, manches nicht. Selbst wenn eine gewisse Gelassenheit im Umgang mit der Partnerlosigkeit erreicht werden konnte, verschwinden jedoch auch bei den älteren Absolute Beginners nicht die Momente, in denen es ihnen schlecht geht. Umgekehrt bleibt aber auch eine gewisse Jugendlichkeit erhalten, denn bezogen auf Liebe und Sex konservieren viele Absolute Beginners den emotionalen Zustand eines Pubertierenden: »Genauso wenig wie meine Entrüstung (über Frauen, die ihre Spielchen mit mir spielen) lässt auch das Gefühl der Verliebtheit nie nach«, berichtet Norbert, 49. »Ich merke dann immer, dass ich noch lebe.«

Insgesamt gilt: Wer verstanden hat, warum er ist, wie er ist, kommt besser mit sich selbst und seinem Leben klar. Und das ist eigentlich die beste Voraussetzung, um dann ganz unerwartet doch noch bei der Partnersuche erfolgreich zu sein. »Ich weiß inzwischen, dass mein Unglück nicht in der abwesenden Freundin saß, sondern in mir selbst, und dass es mit in die Beziehung eingezogen wäre, wenn ich eine Freundin gehabt hätte«, hat Hugo für sich herausgefunden. »Darum ist es für mich keine Krankheit mehr, ohne Freundin dazustehen. Ich habe die Zeit gebraucht, den Entwicklungsprozess, um zu kapieren: Ich komme auch allein zurecht. Diese Erkenntnis macht mich viel reifer als früher. Im Grunde macht sie mich auch jetzt erst reif für eine Beziehung. Denn wer sich selbst mag, für den ist es leichter, mit seiner Unerfahrenheit umzugehen, und der hat zumindest eine gesunde Grundlage geschaffen, um eine Freundin zu finden.«

»Das Männerproblem war einfach der letzte Rest in meinem geflickten Leben, der noch geregelt werden musste.«

Christine, 43, Steuerberaterin, hat Schlimmeres erlebt als ihre unfreiwillige Unerfahrenheit. Und so gelingt es ihr, sich ziemlich locker auf ihre erste Beziehung einzulassen.

Mit 40 sagte ich mir: »Und jetzt guckst du mal, was mit den Männern so los ist!« In all den Jahren davor hat es in meinem Leben keinen Raum für so was gegeben. Ich war mit dem Trauma meiner Kindheit beschäftigt, das alles andere überschattet hat: Als ich sieben war, beging meine Mutter Selbstmord. Nach der Geburt meines jüngsten Bruders hatte sie Wochenbettdepressionen bekommen. Er war erst einen Monat alt, als ich eines Tages aus der Schule kam und zu Hause, auf dem Bauernhof, alle Türen abgeschlossen vorfand. Das war ungewöhnlich. Ich lief aufs Feld, um meinen Vater und meinen älteren Bruder zu holen. Sie kamen mit zurück, wir schoben die Scheunentore auf, und da hing sie. Die Polizei wurde gerufen, meine Mutter unter einem namenlosen Grabstein begraben und die ganze Angelegenheit totgeschwiegen. Ich stand unter Schock. Funktionierte irgendwie weiter.

Mit 24 zog ich in die Landeshauptstadt, machte eine Ausbildung, suchte mir einen sicheren Job. Auf eigenen Beinen stehen zu können, war sehr wichtig für mich. Erst dann konnte ich mich meiner Vergangenheit stellen. Mit Ende 20 begann ich eine Therapie. Meine Vision war immer: Ich will trotz des Päckchens, das mir das Schicksal aufgeladen hat, ein normales Leben führen können. Das Beste daraus machen. Ich ging also zur Frauenberatungsstelle und die Therapeutin dort hat mich über viele Jahre begleitet und mir beigebracht, auf meine Stärken zu achten.

Vier Jahre lang war ich in Einzeltherapie und ließ die Bilder, Erinnerungen und Gefühle zurückkommen. Tagsüber ging ich arbeiten, abends kam ich nach Hause, um zu heulen. Die Seele macht das ganz clever, sie gibt die Erinnerungen stückchenweise frei. Immer nur so viel, wie man gerade verarbeiten kann. Während dieser Zeit habe ich zwar mal daran gedacht, dass ich gern einen Mann hätte, aber das war nun wirklich mein zweitrangiges Problem. Ich war sowieso viel zu introvertiert und lebte viel zu zurückgezogen, als dass ich hätte auf Männer zugehen können. Da war die Angst, mich auf jemanden einzulassen. Ich musste erst ganz neu lernen, jemand anderem als mir selbst zu vertrauen. Aber ich lernte es! Ich vertraute meiner Therapeutin, ich fand in einer Frauengruppe neue Freundinnen. Mit Mitte 30 hatte ich mir einen weitgehend normalen Alltag aufgebaut, und das Männerproblem war einfach der letzte Rest in meinem geflickten Leben, der noch geregelt werden musste. Natürlich kenne ich den Gedanken: »Du bist so hässlich, so gestört, das liegt alles nur an dir!«, aber ich habe mich da nie reingesteigert. Ich war neugierig auf die Männer wie eine 16-Jährige!

In meinen ersten Jahren in der Landeshauptstadt hatte ich mit anderen Neuzuzüglingen einen Stammtisch aufgebaut. Eine Freundin war dabei, die war auch ABine. Wir verbrachten viel Zeit miteinander. Als ich mich dann plötzlich entschloss: »Du, ich mach mich jetzt noch mal auf den Weg. Ich will nicht mehr nur reden, ich will ausprobieren!«, wusste sie gar nichts damit anzufangen. Sie fühlte sich von mir verraten. Aber ich hatte eben kapiert: Eine Freundin in der gleichen Situation ist auch ein Alibi. Dass die es mit den Männern auch nicht gebacken kriegt, nimmt man als Entschuldigung dafür, dass man sich selbst nicht auf den Weg macht. Mit meiner Therapeutin als Rückhalt brauchte ich dieses Alibi nicht mehr. Ich war mutig geworden. Und so fand ich mit 42 den ersten Freund meines Lebens. Dass Christian aus Schleswig-Holstein kam, war mir erst mal egal. War zwar weit weg, aber ich rechnete ja sowieso nicht damit, dass das mit uns was werden würde. Wir mailten, telefonierten. Und irgendwie stimmte die Chemie von Anfang an. Zwar hätten unsere Interessen nicht unterschiedlicher sein können, aber es gab eine wichtige Übereinstimmung in unserer Vergangenheit: Wir hatten beide unser Päckchen zu tragen. Ich meine traumatischen Kindheitserlebnisse, Christian seine Epilepsie, an der er unheilbar erkrankt war. Und wir beide hatten unseren Lebensmut darüber nicht verloren.

Wir trafen uns gleich für ein ganzes Wochenende. Ich ließ Christian auf einer Luftmatratze bei mir übernachten. Das war so ein schönes Wochenende! Alles lief ganz relaxt, gar nicht so verkrampft, wie ich befürchtet hatte. Danach simsten wir uns. Mehrmals täglich, jeden Tag, irgendwelchen Blödsinn, mit dem wir uns gegenseitig zum Lachen bringen oder foppen wollten, und jeden Abend ein »Gute Nacht!«. Dieser ständige Kurzkontakt wurde Teil meines Alltags. Bis eines Tages plötzlich Flaute angesagt war. Ich war hin- und hergerissen. Einerseits die Angst: »Er hält mich bestimmt nicht gerade für einen Glücksgriff bei dem, was er bisher schon von meiner Lebensgeschichte weiß!«, aber andererseits hätte es so gar nicht zu Christian gepasst, eine Frau deshalb abzuservieren. Ich kam mir vor wie eine der Heldinnen aus diesen Frauenbüchern von Ildikó von Kürthy, die ich eigentlich gar nicht mag: Ich saß neben dem Telefon und wartete auf seinen Anruf. Irgendwann kam eine SMS aus dem Krankenhaus: Akutes Nierenversagen als Folge eines schweren epileptischen Anfalls. Er war noch mal haarscharf mit dem Leben davongekommen.

Ich spürte: Der wollte gesund werden. Der wollte unbedingt noch mal zu mir kommen. Der klammerte sich richtig an diese Idee. Aber ob das so gut war? Wir kannten uns doch kaum. Ich hatte ihm doch noch ein Geständnis zu machen: das Geständnis über meine Unerfahrenheit. Da hing jemand emotional an mir, bevor er überhaupt die ganze Wahrheit wusste. Aber was hätte ich tun sollen? Er war mir ja sympathisch. Ich konnte das einfach nicht bringen zu sagen: »Das war's. Wenn du so krank bist, dann will ich dich nicht.« Auch wenn ich mich erst später ganz langsam in ihn verliebte, war er mir zu dem Zeitpunkt schon zu sehr ans Herz gewachsen. Eine Weile ging es hin und her, wir steuerten inzwischen auf unser einjähriges Kennenlernjubiläum zu. Und dann fing das mit uns richtig an. Ohne Paukenschlag. Locker flockig kann man das allerdings auch nicht nennen, wenn man für jedes Treffen eine lange Fahrt auf sich nehmen muss. Da hat man Zeit genug, sich zweimal zu fragen, ob man das wirklich alles will. Anscheinend wollte ich, denn irgendwie waren wir dann zusammen.

Meine Freunde interessiert es natürlich brennend, dass ich jetzt einen Freund habe – aber auch nicht mehr, als es sie bei jedem anderen interessiert. Dass das meine erste Beziehung ist, ist nicht die Sensation. Was ganz amüsant war: als die Kollegen im Büro mir jetzt im Nachhinein gestanden haben, dass sie gedacht hatten, ich hätte ein Verhältnis mit einem verheirateten Mann und würde deshalb nie über mein Liebesleben sprechen. Die sind gar nicht auf die Idee gekommen, dass ich komplett unerfahren sein könnte. Das hat mir gezeigt, dass ich als ganz normale Frau wahrgenommen wurde und die Schatten meiner Kindheit hinter mir gelassen habe.

Als ich Christian dann doch von meinem AB-Sein erzählte, wollte er mir gar nicht glauben, dass es so was gibt. Aber schließlich akzeptierte er es, und wir fingen ganz langsam an, uns auch körperlich anzunähern. Und dabei hatte er viel mehr Panik, zu weit zu gehen, als ich Panik vor dem hatte, was auf mich zukam. »Du, ich bin zwar hier in gewisser Hinsicht die unerfahrene 16-Jährige«, beruhigte ich ihn, »aber andererseits bin ich doch schon 43 und kann sagen: Stopp, bis hierher und nicht weiter!« Weder fürchtete ich mich davor, dass er mich mit anderen Frauen vergleichen könnte, noch rumorte in meinem Kopf, was alles schiefgehen könnte. Sex ist doch auch für einen erfahrenen Mann mit jeder neuen Partnerin wieder was anderes. Nachdem diese erste Hemmschwelle überwunden war, ging es bei jedem Treffen ein Stück weiter. Nach zwei Monaten gab ich grünes Licht: Wir schliefen miteinander. Es ging ganz leicht. Es war schön, aber gar nicht so spektakulär, wie man es sich immer ausmalt. »Mein Gott«, dachte ich, »was hab' ich mir da bloß zusammenphantasiert?« Ich hatte mir vorgestellt, was ich wohl so alles an Techniken lernen müsste, damit es klappen würde. Welche sexuellen Bedürfnisse ich würde befriedigen müssen. Richtig ist: Sexualität ist etwas sehr Schönes, aber auch nicht das Allheilmittel für jedes Problem. Jedenfalls brauchte ich nach unserem ersten Mal ein paar Tage, um zu realisieren, was da passiert war!

Beim Surfen im Internet stolperte ich vor kurzem zufällig über einen Beitrag zum Thema »Ältere Jungfrauen – gar nicht so selten« und bekam dadurch Kontakt zu einem männlichen AB. Neugierig geworden verabredete ich mich nach einigen Mails mit ihm zum Kaffee. Christian wusste natürlich davon. Besagter AB empfahl mir einige Onlinebeiträge über Menschen ohne Beziehungserfahrung, und darüber landete ich dann bei dem Interviewaufruf für dieses Buch. »Da mach' ich mit!«, dachte ich. »Ich will ein positives Beispiel sein. Ich will andere ABs auffordern: Leute, macht was aus eurem Leben! Baut euch nicht selbst so viele Hemmungen auf!« Ich mag es einfach nicht, wie die sich den Stempel »einmal AB, immer AB« aufdrücken. Für viele scheint es das beherrschende Lebensthema zu sein, dabei sind wir ABs doch nicht die Einzigen, die Probleme haben. Jeder hat mit zunehmendem Alter Dinge erlebt, die nicht so gelaufen sind, wie er sich das gewünscht hätte. Jeder hat seine Macke weg. Christian hat zu mir gesagt, nachdem er ein paar Geschichten von anderen Betroffenen gelesen hatte: »Du bist für mich gar keine echte ABine. Bei denen hört es sich ja an, als hätten sie eine Krankheit!« Ein schönes Kompliment.

Ich muss den jüngeren ABs aber auch zugestehen, dass ich mit den Jahren gelassener geworden bin. Und dass meine Geschichte vielleicht nicht unbedingt typisch ist. Wenn ich mit 25 oder 30 schon den Kopf frei gehabt hätte, um mir Gedanken über meine Unerfahrenheit zu machen, wäre ich vielleicht auch empfänglicher für dieses Bild des leidenden ABs gewesen. Heute hadere ich grundsätzlich nicht mehr mit solchen Dingen. In der Therapie habe ich gelernt: Mein Schicksal ist, wie es ist, ich kann mich ihm nur stellen und versuchen, das Beste daraus zu machen. Unsere Probleme sind immer nur Teilaspekte unserer Persönlichkeit. Darüber hinaus können wir noch viele andere Dinge tun und sein.

Christian und ich führen eine Fernbeziehung. Alle paar Wochenenden sehen wir uns, und damit kann ich gut leben. Wir haben uns ja jeder unser eigenes Leben eingerichtet. Ich singe in einem Gospelchor, engagiere mich ehrenamtlich. Da ist es schon eine große Umstellung, wenn Christian von Donnerstag bis Sonntag da ist. Jemanden die ganze Zeit um sich zu haben, strengt an, so schön das auch ist. Außerdem beobachte ich mich fortwährend selbst, ob mir nicht doch noch Stolpersteine aus meiner Vergangenheit in den Weg fallen. Meine Freiheit wird durch den Partner eingeschränkt, überhaupt keine Frage. Aber darauf muss ich mich einlassen wie jeder andere, der in einer Partnerschaft lebt. Rechenschaft ablegen muss ich bei Christian jedenfalls nicht und er auch nicht bei mir. Das mit ihm läuft alles viel harmonischer, als ich es mir vorgestellt hatte: sowohl der Übergang vom AB-Sein in die Beziehung als auch die Beziehung selbst.

Das Leben hat für mich jetzt einen ganz anderen Wert. Aber ob Christian und ich in fünf Jahren noch zusammen sein werden? Vermutlich nicht. Vielleicht würde man bei einer frisch Verliebten erwarten, dass sie sagt: »Na klar werden wir für immer zusammen sein«, aber meine Lebenserfahrung und mein gesunder Menschenverstand sprechen dagegen. Wenn das mit Christian nichts werden sollte, werde ich wohl die unbeschwerte Ausprobierzeit der Jugend nicht mehr nachholen können. Mit Anfang 40 ist man einfach nicht mehr so unbedarft wie mit 16. Aber Christian wird dann nicht der letzte Mann in meinem Leben gewesen sein. Da bin ich mir ziemlich sicher. Eine Familie will ich jedenfalls nicht mehr gründen. Vor zehn Jahren hätte ich mir sicher noch ein Kind gewünscht, obwohl ich an meinen Schwestern und ihren Kindern sehe, wie schwer es ist, mit unserem Familienhintergrund Nachwuchs zu haben. Jetzt will ich es wirklich nicht mehr und bin auch damit im Reinen.

Eines frage ich mich aber: Ist es wirklich so ein Manko in unserer Gesellschaft, AB zu sein? Ein Tabu ja, aber ein Manko? Wird das von der Öffentlichkeit wirklich als etwas so Außergewöhnliches, Negatives wahrgenommen wie die jüngeren ABs immer befürchten? Bei uns auf dem Land gab es schon immer »Öhms« und »Täntekes«, also Männer und Frauen, die keinen Partner hatten. Sogar ich als streng katholisch erzogenes Mädchen aus der Provinz fand in meiner Kindheit und Jugend nichts Schlimmes daran. Wie kann denn dann ein moderner, aufgeschlossener, toleranter Städter ein Problem damit haben? Hier gibt es viele unverheiratete Bauern und durch drei der Geschwister meines Vaters, die Priester oder Ordensleute waren, kam ich auch früh in Berührung mit Menschen, die freiwillig auf eine Partnerschaft verzichtet haben. Deshalb war mein AB-Sein, soweit ich das in jungen Jahren schon wahrgenommen habe, nie etwas Besonderes. Mein Bruder ist einer, mein Cousin, und meine Cousine ist auch eine ABine.

An meiner Geschichte sieht man: Nichts am AB-Sein ist typisch. Es gibt Aspekte im Leben, die einen Menschen in Richtung Beziehungslosigkeit lenken können. Eigenschaften wie Introvertiertheit und bestimmte Umstände im familiären Umfeld. Gewisse Persönlichkeitsstrukturen, die man schon an Kindern beobachten kann: Manche schlucken mehr, andere weniger. Aber ob einer, der die Voraussetzungen dafür mitbringt, dann wirklich AB wird, hängt von jedem Einzelnen ab. Es gibt Menschen, die sich aktiv mit ihrem Hintergrund auseinandersetzen und Prägungen durchbrechen, und es gibt Menschen, die das einfach laufen lassen und da landen, wo sie nie hinwollten, weil sie nichts dagegen unternommen haben. Die Hintergründe, die Menschen zu ABs machen, sind völlig unterschiedlich. Die Wege, wie ABs mit ihrer Situation umgehen, auch. Was uns ABs vereint, ist der Leidensdruck. Das Zweite-Wahl-Gefühl. Die Sehnsucht nach einem Partner steckt in jedem Menschen. Zu meinem großen Glück habe ich jetzt einen Mann gefunden, mit dem ich meine ersten Erfahrungen machen kann, und ich genieße das sehr. Vielleicht auch, weil es für mich nicht selbstverständlich ist, Liebe zu erfahren und überhaupt so viel Gutes im Leben.

»Die Einsamkeit ist eine seltsame Kälte, die von meinem Bauch ausgeht.«

Wenn die Lust auf Sex zu groß wird, geht Rainer, 43, Mitarbeiter in einer gemeinnützigen Einrichtung, zu einer Prostituierten. Verliebt hat er sich schon seit zehn Jahren nicht mehr.

Die Ursachen für meine Partnerlosigkeit liegen allein bei mir. Mag sein, dass der eine oder andere Aspekt meiner Erziehung dazu geführt hat, dass ich nicht genug Selbstvertrauen entwickelt habe und mich den Frauen zu zaghaft nähere. Ich kann mich an eine Szene aus meiner Kindheit erinnern, in der mir meine Mutter schlichtweg verbot, mit einem Mädchen zu spielen. Und an eine andere, in der sie mich damit aufzog, dass ich in Gegenwart zweier Klassenkameradinnen vor Aufregung rot geworden bin. Trotzdem war meine Mutter liebevoll und wollte mich, so kann ich das zumindest heute sehen, nur fördern. Später ließen mir die Eltern auch meine Freiheiten. Wobei sie das leichten Herzens tun konnten, ich verbrachte sowieso die meiste Zeit zu Hause. Ich weiß noch, dass ich in der Schule mal in einer Diskussion damit auffiel, dass ich als Einziger keine Probleme mit meinen Eltern hatte. Aber selbst wenn ich durch sie die eine oder andere hemmende Charakterprägung mitbekommen haben sollte, hätte ich es selbst in der Hand gehabt, mich zu ändern. Jemand anderem die Schuld an meiner Einsamkeit zu geben, liegt mir fern. Manchmal frage ich mich, ob es eine Art Vorbestimmung gibt, die mich zum AB gemacht hat?

Seltsamerweise war ich nie neidisch auf Freunde von mir, die eine Freundin hatten. Aber auf die Pärchen im Studentenwohnheim, die ich durch die dünnen Wände hindurch Sex haben hörte, schon. Ich verbrachte jene Nächte damit, seitenlange Elegien über meine Einsamkeit und mein negatives Selbstbild in Tagebüchern niederzuschreiben. Heute leide ich viel weniger, habe genug mit der Arbeit zu tun und damit, mich selbst zu versorgen.

Seit zehn Jahren war ich nicht mehr verliebt! Wahrscheinlich habe ich mich schlicht und einfach an das Gefühl gewöhnt, allein zu leben. Natürlich träume ich noch immer von einer Freundin. Aber die Zweifel, ob ich in der Realität überhaupt mit ihr zurechtkäme, nehmen zu. Ich kann mir einfach nicht vorstellen, wie ich eine Partnerschaft in mein Leben einbinden soll. Wann hätte ich uneingeschränkt Zeit für eine Frau? Wie soll das Zusammenleben funktionieren? Wie gehe ich mit ihr um, wenn ich Frustsituationen innerhalb unserer gemeinsamen vier Wände aushalten muss? Ich werde schon nervös, wenn ich in meiner kleinen Wohnung Besuch empfange – was selten genug vorkommt. Wenn ich mich an meine bisherigen Erfahrungen erinnere, möchte ich mich lieber nicht mehr verlieben. Der Selbstabwertungsmechanismus, der dann sofort bei mir einsetzt, schließt Erfolg bei den Frauen sowieso von vornherein aus.

Verliebtheit oder Liebe sind für mich immer Gefühle gewesen, die einerseits schön und willkommen waren, aber andererseits viel Hoffnungslosigkeit mitbrachten. Wann immer die Schmetterlinge in meinem Bauch zu fliegen anfingen, war mir im selben Moment klar, dass die begehrte Frau für mich unerreichbar bleiben würde. Dass das mit uns was werden könnte, konnte ich mir absolut nicht vorstellen. Während ich sie für ein tolles, spannendes, wunderbares Wesen hielt, das mich leider nur aus den Augenwinkeln wahrnahm, war ich selbst der unattraktive Langweiler, der vor lauter Selbstzweifeln nie den Mut aufbringen würde, sie anzusprechen. Meine Angst, mich zu blamieren oder ausgelacht zu werden, steht mir immer im Weg. Mein Selbstvertrauen ist einfach zu klein.

Ich bin in meinem Leben sowieso nie oft ausgegangen. Außer in der Schule habe ich mich nie irgendwo blicken lassen, wo ich andere Leute hätte kennenlernen können. Damals in meiner Jugend war ich nicht gerade eine attraktive Erscheinung, weil ich auf die aktuelle Karottenhosenmode pfiff und in Jeans und Pilotenhemden, unrasiert und mit ungepflegten Haaren durch die Gegend lief. Ich gehörte damals nicht zu einer Clique, sondern hatte nur ein paar vereinzelte Freundschaften. Wenn ich meine Freunde traf, saßen wir auch wieder nur im Kino oder bei uns zu Hause herum.

Auch als mein Bekanntenkreis später größer wurde, war keine Frau für mich dabei. Alle vergeben. Neue kamen nicht dazu. Wir waren eine geschlossene Gesellschaft. Und irgendwann wusste ich nicht mehr, was ich da verloren hatte. Ich zog mich zurück. Hobbys hatte ich noch nie, auch wenn ich das gern ändern würde. Oft nehme ich mir vor: »Am Wochenende unternehme ich was!«, ohne zu wissen, was das sein könnte. Und dann geht die Zeit doch wieder für Hausarbeit und Einkaufen drauf, oder ich vertrödle sie einfach. Und wenn ich schon mal eine Idee habe, was ich machen könnte, setze ich sie nicht um. Inlineskaten interessiert mich und Fotografie, Reisen und Fahrradfahren. Oder Kochen. Aber da kommt mir immer die Bequemlichkeit dazwischen.

Manchmal liege ich im Bett und fühle mich unglaublich einsam. Die Einsamkeit ist eine seltsame Kälte, die von meinem Bauch ausgeht. Selbst wenn ich mich ganz fest in meine Bettdecke einrolle, bleibt es kalt. Das macht mir Angst, und ich kann nicht mal sagen warum, weil die Gründe für diese Angst diffus bleiben. Ich weiß nicht, wo das plötzlich herkommt und wie ich damit umgehen soll. Irgendwie kommt mir auf einmal alles an mir und meinem Leben so sinnlos vor, weil ich ja sowieso allein bin. Die gewohnte Umgebung meiner Wohnung bietet mir keine Sicherheit mehr. Zum Glück hält dieser verwirrte Zustand nie lange an. Allerdings ist mir in letzter Zeit aufgefallen, dass ich mich immer stärker zurückziehe und mir oft selbst genug bin.

Früher war das alles nicht so dramatisch. Viele meiner Schulfreunde hatten bis zum Abitur auch keine Frauengeschichten laufen. Ich dachte mir: Die Zeit ist eben noch nicht reif für eine Freundin. Auch während meiner Ausbildung, im Studium und bei der Bundeswehr war Unerfahrenheit kein Thema in der Gruppe, obwohl mein Leidensdruck in dieser Zeit größer wurde. Mir hat überhaupt nie ein Außenstehender einen Grund gegeben, unter meiner Andersartigkeit zu leiden. Wenn mich jemand fragt, sage ich, dass ich gerade keine Partnerin habe. Das nimmt man mir immer bereitwilliger ab, je älter ich werde. Ein alleinstehender 43-Jähriger scheint akzeptabel zu sein. Aber was halten die Leute von einem alleinstehenden 43-Jährigen, der noch nie eine Freundin gehabt hat? Das möchte ich lieber nicht wissen. Auf Vorurteile habe ich keine Lust. Wenn der Begriff Absolute Beginners ein neues, modernes, tolerantes Bild von partnerlosen Menschen beschreibt, ist das ein wichtiger Fortschritt. Besser als die althergebrachten Begriffe aus dem Volksmund wie Alte Jungfer, Sitzengebliebene, Eiserner Junggeselle oder Hagestolz. Mit solchen Worten verbindet man gleich eine gewisse Schrulligkeit. Sie unterstellen, dass der Betroffene nicht normal ist und beziehen das auch auf alle anderen Lebensbereiche. Wenn sich ein AB offenbart, treten all seine Eigenschaften, Fähigkeiten und Kenntnisse in den Hintergrund. Er wird reduziert auf den einen Aspekt, dass er zu doof ist, eine Partnerin zu finden. Aber es kann doch nicht sein, dass wir uns verstecken müssen, um nicht zum Gespött zu werden!

Vor allem möchte ich nicht, dass meine Arbeit durch solche Vorurteile beeinträchtigt wird. Ich kann mir durchaus vorstellen, dass bestimmte Kunden mich nicht mehr als vollwertige Fachkraft akzeptieren würden, wenn sie wüssten, dass ich völlig unerfahren bin – auch wenn Arbeit und Privatleben natürlich überhaupt nichts miteinander zu tun haben. Darum habe ich es nur zwei Bekannten gegenüber erwähnt. Beides Frauen, denn seltsamerweise komme ich, obwohl AB, besser mit Frauen zurecht als mit Männern. Sie haben beide nicht über mich gelacht, konnten aber auch nicht wirklich Verständnis aufbringen. Die eine sagte: »Du musst dich nur trauen. Was ist schon dabei, wenn du einen Korb bekommst?« Nur: Wenn ich meine Schüchternheit so einfach abstellen könnte, hätte ich das schon längst getan! Die andere meinte: »Du willst doch gar keine Frau haben. Du fühlst dich viel zu wohl mit dir selbst.« Zumindest schmeichelt es mir, dass ausgerechnet zwei Frauen mir zutrauen, eine Partnerin zu haben. Meine Mutter wartet natürlich darauf, dass ich endlich eine Freundin mitbringe, und macht sich furchtbare Sorgen. Ihren Fragen kann ich nicht ausweichen. Die ganze Angelegenheit scheint sie mehr zu belasten als mich selbst. Auf alle, aber wirklich alle Probleme, die ich im Gespräch mit ihr auch nur anreiße, ist ihr Lösungsansatz: »Dann such dir doch endlich eine Freundin!« Ich hoffe einfach mit ihr zusammen auf die gute Fee, die mich mit ihrem Zauberstab berührt und mir meine Traumfrau präsentiert …

Ein paar Ansprüche sollte man da schon haben, denn wenn man gleich aus purer Verzweiflung die Erstbeste nimmt, die sich nach all den Misserfolgen anbietet, ist die Gefahr, enttäuscht zu werden und hinterher noch verunsicherter zu sein, sehr groß. Eine andere Gefahr besteht darin, von der Frau die Erfüllung sämtlicher Sehnsüchte zu erwarten, denn auch das wird auf eine Enttäuschung hinauslaufen. So was kann kein Mensch leisten. Also: Meine Traumfrau sollte gut aussehen. Sie sollte Sex und Zärtlichkeiten mögen. Und sie muss lachen können! Wenn eine Frau ständig mit einem Gesicht à la sieben Tage Regenwetter herumläuft, was nützt mir dann ihre Schönheit? Auch Frauen, die einen Mann suchen, um sich hinter ihm zu verstecken, sind nichts für mich. Ich kann durchaus eine Schulter zum Anlehnen bieten, aber das darf kein Dauerzustand werden. Und weil ich mit Egozentrik nur schwer umgehen kann, ist meine Traumfrau zwar selbstbewusst, hält sich aber nicht für den Nabel der Welt. Obwohl ich mich nach einer Beziehung sehne, würde ich sie mit einer gewissen Distanz beginnen wollen, auch wenn das paradox klingt. Eine Partnerin, die nach zwei Wochen mit Sack und Pack bei mir einziehen will, kann ich nicht gebrauchen. Ich will eine geduldige Frau, die mir Zeit lässt, mich auf die neue Situation einzustellen und bestimmte Dinge zu lernen, die sie bei einem erfahrenen Mann voraussetzen könnte.

Im Gegenzug bekäme sie einen 1,80-Mann mit einer normalen Figur. Meinen kleinen Bauchansatz sieht man nur, wenn ich eine Badehose trage. Seit sich meine Haarpracht deutlich lichtet, trage ich sie sehr kurz. Manche Freunde finden mich etwas zu steif für mein Alter, was vielleicht daran liegt, dass ich so kontaktscheu bin. Andere nennen mich einen »guten Menschen«. Viele halten mich für humorvoll, andere sagen, ich labere Blödsinn. Mir wurden auch schon Launigkeit und Jähzorn nachgesagt.

Ich weiß nur, dass ich ein paar Angelegenheiten in den Griff bekommen muss, bevor ich mich überhaupt einer Partnerin widmen kann. Dazu gehört zum Beispiel meine berufliche Situation. Seit fast zwölf Jahren arbeite ich jetzt schon in demselben Job und möchte darin nicht alt werden. Leider habe ich keine Ahnung, wie ich einen Wechsel angehen soll. Auch in der Stadt, in der ich lebe, möchte ich nicht ewig bleiben. Aber ob ich die Motivation zum Umziehen aufbringe? Was die Partnersuche betrifft, werde ich auch künftig wohl eher nicht aktiv werden. Wahrscheinlich kommt innerhalb der nächsten zehn Jahre der große Frust auf mich zu, weil ich mich nie getraut habe. Kann sein, dass der Zug schon längst abgefahren ist, ohne dass es mir bewusst ist. Schließlich bin ich in einem Alter, in dem meine Eltern bereits einen erwachsenen Sohn hatten.

Was mir manchmal wirklich hilft, ist eine Hure. Wenigstens Sex kann ich auch außerhalb einer Beziehung bekommen! Und da ich erstens nicht der Typ für One-Night-Stands bin und zweitens Selbstbefriedigung nicht als Ersatz für sexuelle Erfahrungen mit einer Frau sehen kann, bleibt nur der Weg ins Rotlichtviertel. Mit Anfang 20 hatte ich mein erstes Erlebnis mit einer Prostituierten. Zu meinen Phantasien oder zu den Fotos aus dem *Playboy* zu masturbieren, hat mir einfach nicht mehr gereicht. Ich wollte eine Frau spüren. Bis ich mich zum ersten Mal in ein Laufhaus getraut habe, brauchte es einige Anläufe. Die Aufregung, die ungewohnte Umgebung, die ich nur aus schlechten Fernsehkrimis kannte. Aber die vielen Männer, die dort ein- und ausgingen, haben mir schließlich Mut gemacht. Das konnten nicht alles ABs sein! Einmal drinnen überwältigte mich dann der Anblick der unzähligen Frauen, die fast alle attraktiv aussahen und in entsprechenden Outfits auf ihre Kunden warteten. Meine Scheu war zu groß, eine von ihnen anzusprechen. Schließlich zog mir eine im Vorbeigehen meinen Pulli von der Schulter und warf ihn in ihr Zimmer. So kamen wir ins Gespräch. Ich sagte ihr nicht, dass ich unerfahren war, aber sie wird wohl bemerkt haben, dass ich zum ersten Mal Kontakt zu einer Prostituierten hatte. Sie war nett, schlug vor, was wir machen könnten und was das kosten würde, und wir wurden uns einig. Das Gefühl, zum ersten Mal eine nackte Frau zu berühren und in sie einzudringen, war wunderschön. In dem Moment störte es mich nicht, dass ich dafür bezahlen musste. Es war dann relativ schnell vorbei. Beschwingt verließ ich das Haus, ein Hochgefühl im Bauch. Allerdings lief ich dann tagelang zutiefst beschämt und mit der Angst durch die Gegend, dass man mir das ansehen könnte.

Erst zehn Jahre später ging ich wieder zu einer Prostituierten, heute unregelmäßig, aber häufiger. Inzwischen gehe ich ohne Zurückhaltung auf die Damen zu, ich bin schließlich ihre Einkommensquelle und muss sie nicht wie eine potenzielle Partnerin für mich begeistern. Meine zurückhaltende Art merken die Prostituierten mir trotzdem an, ich wurde schon mehrfach darauf angesprochen, dass ich wohl eher ein ruhiger Typ sei. Sie übernehmen dann ganz unkompliziert die Regie. Meist sind sie freundlich und geben sich wirklich Mühe, mich zufriedenzustellen. Ich genieße diese kurzen Momente und fühle mich unmittelbar danach sehr wohl und relaxed. Allerdings habe ich immer im Hinterkopf, dass ich für etwas bezahle, das andere Frauen freiwillig aus Leidenschaft oder Liebe mit einem Mann teilen. Das tut meinem Selbstwertgefühl nicht gut. So kriegen auch die schönen Erlebnisse mit Prostituierten einen schalen Nachgeschmack. Die Zweisamkeit, die ich eben noch so genossen habe, ist schon wieder vorbei und jeder geht seiner Wege. Es gab keine Verführung und kein Begehren vorher, gibt keine Gemeinsamkeiten danach. Manchmal frage ich mich, ob nicht gerade diese bequeme Möglichkeit, meinen Paarungstrieb zu befriedigen, schuld daran ist, dass ich mich nicht genug anstrenge, eine echte Partnerin kennenzulernen. Ich glaube jedenfalls nicht, dass eine Freundin damit leben könnte, dass ich meine sexuellen Erfahrungen im Rotlichtmilieu gesammelt habe. Ich würde es ihr wahrscheinlich nicht erzählen. Man muss sich klar darüber sein, dass man so einen Schritt nicht mehr rückgängig machen kann.

Wenn ich mit einer normalen Frau schlafen würde, wäre ich auch nach all den Besuchen bei den Huren noch ein Anfänger. Im Laufhaus bin ich ja nicht der Liebhaber. Ich kann meine eigene Befriedigung in den Vordergrund stellen und muss mich nicht darum kümmern, dass es die Frauen genießen. Ich glaube nicht, dass sie Wert darauf legen, dass ich sie zum Orgasmus bringe. Ich wüsste auch gar nicht, wie das geht. Darum habe ich die Prostituierten, selbst wenn sie mir bestimmte Praktiken beigebracht haben, nie als Lehrmeisterinnen in Sachen Sex betrachtet. Prostitution ist und bleibt eine Ersatzbefriedigung.

Manchmal scheinen mir nicht nur die Möglichkeiten, gegen Geld Sex zu haben, sondern auch diese modernen Wege, Partner kennenzulernen, kontraproduktiv. Vielleicht sind sie sogar der Grund für die vielen Singles und Dauer-Singles in unserer Gesellschaft. Auf den ersten Blick scheint es so einfach, eine Freundin zu finden. Wenn nicht per Zufall, dann eben in einer Kontaktbörse im Internet, beim Speeddating oder auf einer Single-Party. Warum sollte man sich allzu eilig auf einen Partner festlegen, wenn es doch so viele Alleinstehende da draußen gibt? Erstmal ein paar abchecken, eine Prioritätenliste machen. Doch dann steigen die Ansprüche, die Auswahlraster werden feinmaschiger. Und plötzlich ist man ganz erstaunt, dass man trotz des großen Angebots nicht fündig wird. Dieser Misserfolg macht wiederum unattraktiv, weil er sich negativ auf das Selbstbild auswirkt. Und so tragen am Ende Kontaktbörsen, Single-Partys und Co. dazu bei, dass die Chancen, jemanden zu finden, immer weiter sinken.

»Ein Leben lang ungeküsst zu bleiben: Das ist unnormal.«

Norbert, 49, Sozialpädagoge, wollte eigentlich Priester werden. Die Frauen sehen in ihm immer noch eher den Beichtvater als den Mann.

Bis ich 19 oder 20 war, verlief mein Liebesleben nicht anders als das meiner Freunde. Ich hatte Freundinnen, wir umarmten uns, schliefen aber nicht miteinander. In dem Alter wollte ich noch katholischer Priester werden und besuchte eine Schule, die auf diese Laufbahn ausgerichtet war. Sex außerhalb der Ehe hätte ich gar nicht haben dürfen, das wäre eine Sünde gewesen. Meine Zukunftspläne ließen mich schon damals aus der Masse meiner Altersgenossen hervorstechen. Gestört hat mich das nicht im Geringsten. Die Sache mit den Freundinnen war eben passé, dachte ich, und es fiel mir auch nicht schwer, darauf zu verzichten. Meine Libido ist nicht so stark entwickelt, dass ich unbedingt Sex haben muss. Und wenn sie mich doch mal übermannt, kann ich mich ja zur Not auch selbst befriedigen.

Nach meinem Abi wollte ich wie geplant ins Priesterseminar gehen. Mein Pfarrer, der immer mein Vorbild gewesen war, nahm mich eines Tages mit, um mir seinen Alltag vorzuführen. Ich hatte mir ausgemalt, viel mit Jugendlichen zu arbeiten, aber tatsächlich musste sich der Pfarrer die meiste Zeit mit alten Leuten beschäftigen. Dieses Erlebnis heilte mich von meiner Vorstellung vom Priesterdasein, die doch ziemlich naiv gewesen war. Ein Blick auf meine Mitschüler bewies mir, dass ich mit meiner modernen, freien Art des Glaubens unter anderen Geistlichen wohl ein ziemlicher Exot geworden wäre. Also orientierte ich mich um, arbeitete als Tischler, wurde Tontechniker und später Sozialpädagoge.

Plötzlich war ich also wieder ein normaler Mensch mit einer normalen Handlungsfreiheit und merkte zum ersten Mal, dass mir da was fehlte. Eine Freundin. Sex. Frauen haben mir schon immer gefallen, und ich habe immer gern den Kontakt zu ihnen gesucht. Nur mein Wunsch, mit ihnen zu schlafen, war nie besonders stark ausgeprägt und ist es bis heute nicht. Wenn ich mich selbst befriedige, habe ich nicht mehr das Gefühl, auf etwas zu verzichten. Mich selbst zu befriedigen heißt, diesen Trieb auszuleben. Wonach ich mich sehne, das sind alltägliche Zärtlichkeiten: Umarmungen, Streicheleinheiten, Küsse. Und erst dann Sex. Aber nie Sex ohne Liebe. Nie ein One-Night-Stand, nie Sex mit einer Hure. Sex und Liebe gehören für mich zusammen. Und das, wonach ich mich sehne, ist die Liebe. Das, was ich festgestellt habe, als ich mich von meinen Priesterplänen verabschiedet habe, war, dass andere Männer geliebt wurden und ich nicht. Auf mich kamen Frauen wie Männer immer nur zu, wenn sie mal reden wollten. Ich spielte die Rolle des Beichtvaters, obwohl ich doch gar kein Priester mehr sein wollte. Einfach nur anders zu sein als die anderen, war zu keinem Zeitpunkt ein Problem für mich. Ich muss nicht unbedingt zur

Masse gehören. Aber nie die Liebe einer Frau erfahren zu haben und immer abgewiesen zu werden, das ist mit den Jahren zum Problem geworden.

Mit Mitte 20 bekam ich noch keine Panik. »Das kommt schon noch!«, redete ich mir ein. Aber es kam nicht. Es kamen nur Frauen, in die ich mich verliebte. Immer vergeblich. Oft kannte ich die Frau schon länger, hatte sie umarmt, bin von ihr umarmt worden. Oder wir haben Streicheleinheiten ausgetauscht und bei mir war der Eindruck entstanden: Da entwickelt sich was. Das ist der Moment, in dem ich mich verliebe. Leider ist das auch der Moment, in dem die Sache immer wieder ins Stocken gerät. Es geht nicht weiter, während ich immer wahnsinniger werde und meine Sehnsucht immer drängender. Meine Signale sind dann für meine Umwelt unübersehbar, man tratscht über meine Verliebtheit und darüber, wie mich die Frau um den Finger wickelt. Mir ist es völlig unerklärlich, wie eine Frau übersehen kann, dass ein Mann in ihrer Gegenwart für sie brennt. Wie sie dann immer noch von einer platonischen Freundschaft ausgehen und völlig verblüfft auf ein Liebesgeständnis reagieren kann. Wenn ich eine Frau streichele und umarme und ihr Küsse gebe und Blumen schenke, wenn ich sie in ein teures Restaurant einlade, dann will ich doch was von ihr!

Ich merke, wie ich auf die Palme gehe, wenn ich das erzähle. Denn es ändert sich einfach nichts. Ich habe immer noch den Eindruck, dass ich in die Rolle des selbstlosen Beichtvaters gepresst werde und die Frauen empört sind, wenn ich meine eigenen Bedürfnisse äußere. Besonders enttäuscht hat mich immer, dass die Frauen, in die ich verliebt war, mir keine Grenzen gesetzt oder einfach klar gesagt haben: »Das geht mir zu weit.« Stattdessen haben sie mich ins offene Messer laufen lassen. Mein einziges Beinahe-Sex-Abenteuer verlief so, dass ich zwar mit einer Frau im Bett gelandet bin, aber sie sich, als es dann soweit war, einfach von mir weg drehte. Was für ein verteufeltes Spiel war das? Warum behandeln mich die Frauen so? Ich weiß doch, dass es auch platonische Freundschaften zwischen Männern und Frauen geben kann. Nur muss beiden Seiten klar sein, dass es sich darum handelt!

Hin und wieder spiele ich mit dem Gedanken, zu einer Prostituierten zu gehen. Aber den verwerfe ich dann gleich wieder. Mir käme das vor wie Selbstbefriedigung mit jemand anderem. Und ich fürchte, dass ich mich in die Frau verlieben würde, die ich dafür bezahle, mit mir zu schlafen. Außerdem hält die Phase, in der mein Bedürfnis nach Sex so groß ist, dass ich über eine Prostituierte nachdenke, nie lange an. Die Sehnsucht erlischt, wenn ich den Sex auch gegen meinen Willen täglich in den Medien und in der Werbung um die Ohren geklatscht bekomme. Mein Bedarf an Bildern von nackten Frauen ist gedeckt. Nur wenn ich im Sommer eine leicht bekleidete Hübsche sehe, dann reizt mich das. Dann denke ich: So eine hätte ich auch gern an meiner Seite. Dann würde ich sie in den Arm nehmen. Sie an mich drücken. Sie küssen. Sie langsam ausziehen. Und am nächsten Morgen noch bei mir haben.

In meinem Bekanntenkreis gelten Singles, auch Dauer-Singles, als normal. Niemand hält das Single-Leben für erstrebenswert. Und alle wissen, dass es nicht so leicht ist, das mal eben so zu beenden. Singles, jetzt mal nicht ABs, werden ja häufig mit dem Vorwurf konfrontiert, sie seien beziehungsunfähig oder wollten gar keine dauerhafte Beziehung. Ich halte das für eine große Fehleinschätzung. Die meisten Singles suchen einen Partner. Nur wird es immer schwieriger, einen zu finden. In unserer Gesellschaft, die die große Freiheit predigt, geht der Zusammenhalt verloren. Viele meiner Bekannten beklagen, dass ihr Bekanntenkreis immer kleiner wird. Jeder kümmert sich um seinen eigenen Mist. Es gibt zwar viele kommerzielle, aber viel zu wenig gemeinschaftsbildende Angebote für Beziehungslose. Das Single-Sein wäre um einiges erträglicher, wenn man damit nicht so verflucht allein wäre. Ich bin übrigens überzeugt, dass es unter den Singles schon immer ABs gegeben hat, nur dass darüber nicht gesprochen wurde. Und ich bezeichne mich und die anderen Betroffenen nicht gern als »unerfahren«. Wir machen doch unsere Erfahrungen. Es sind nur andere Erfahrungen als die, die die meisten Menschen machen. Wir machen die Erfahrung, dass es eben nicht selbstverständlich ist, einen Partner zu finden.

Was mich umgehauen hat, seit ich mehr über Unerfahrenheit unter Erwachsenen weiß, sind die vielen ABinen. Ich hatte gedacht, Beziehungslosigkeit sei ein rein männliches Problem. Aber nein, es gibt auch Frauen, die unfreiwillig partnerlos sind. Viele männliche ABs verstehen das vielleicht nicht, weil sie Sex als die Hauptsache betrachten, selbst einen Korb nach dem anderen kassieren und nicht einsehen können, warum eine Frau ein Angebot ausschlägt. Ich verstehe das durchaus. Ich bin ja selbst jemand, der gewisse Erwartungen an einen Partner hat. Ich will einen emotionalen Mehrwert durch die Beziehung. Natürlich könnte ich mich irgendeines »Sozialfalles« annehmen und bekäme zur Belohnung vielleicht sogar Sex. Nur funktioniert das so eben nicht. Dabei würden eine ganze Reihe von Bedürfnissen auf der Strecke bleiben. Ich kann mir nicht erklären, warum ich bin, wie ich bin. Steckt eine zu strenge christlich-moralische Vorstellung vom Leben dahinter? Ich würde sagen nein. Aber möglicherweise sind diese Regeln durch meine Affinität zum Glauben so sehr in mir verankert, dass sie meine Bedürfnisse beeinflussen.

Ich bin weder zu schüchtern, noch lebe ich im fortgeschrittenen Alter bei meinen Eltern oder in einem Umfeld, in dem es an Frauen mangelt. Wenn es einen Anhaltspunkt gibt, ist das mein Aussehen. Eigenschaften wie frühe Glatzenbildung, geringe Körpergröße, geringer Bartwuchs und keine Brusthaare lassen mich in den Augen der Frauen eher als unattraktiv erscheinen. Aber das kann ja nicht der einzige Grund für meine Partnerlosigkeit sein. Es gibt auch Männer mit Glatze, die eine Freundin haben. Auch von meinen Freunden hat mir noch keiner sagen können, warum ausgerechnet ich zur Ausschussware geworden bin. Und meine Freunde sind Menschen, die mir die unbequeme Wahrheit immer gesagt haben. Sie reagieren auf meine Beziehungslosigkeit übrigens so, wie ich es von ihnen erwarte. Völlig normal. Weder Aktionismus, um mich zu verkuppeln, noch wilde Theorien über das Warum. Sie schicken mich nicht zum Psychiater und klopfen mir auch nicht auf die Schulter, weil sie meinen, ich hätte es gut. Und das gilt nicht nur für Freunde, das gilt für alle Bekannten, Kollegen und Kolleginnen und auch für meine Vorgesetzten. Und für meine Familie, die weiß auch Bescheid. Ich habe allen reinen Wein eingeschenkt oder tue das, wenn die Situation angemessen ist und mein Geständnis nicht zu aufgesetzt wirkt. Natürlich hänge ich mir kein Schild um den Hals. Aber ich rede auch nicht um den heißen Brei herum, wenn mich einer fragt. Es bin ja nicht ich, der unnormal ist. Nicht der Mensch, der nie eine Chance hatte, ist unnormal, sondern ein Leben lang ungeküsst zu bleiben, das ist unnormal. Neulich fragten mich zwei Kolleginnen, ob ich eine Schwester hätte. Als ich sagte: »Ja!«, meinten sie: »Das merkt man, du kannst so gut mit Frauen umgehen!« Ich musste lachen und dachte mir: Wenn die wüssten. Sie kennen mich zwar als Single, vermuten aber wahrscheinlich nicht, dass ich das schon mein Leben lang bin. Aber das ist nicht das erste Mal, dass ich mit Einschätzungen über mich konfrontiert werde, die im völligen Gegensatz zu meinem wirklichen Leben stehen.

Ich halte es für wichtig zu zeigen, dass es uns ABs gibt und dass wir nicht alle Trauerklöße sind. Wenn man nicht wüsste, dass ich AB bin, würde man mich auch nicht erkennen! Mich stört das Bild, das in der Öffentlichkeit von uns gezeigt wird. Ich denke da an einen Typen, der neulich in einer Fernsehreportage vorgestellt wurde: ein streng religiöser, sexuell verklemmter 40-Jähriger, der sich auf der Gitarre einen abbrach und noch bei Muttern wohnte. Übergewichtig war der und verhielt sich bei einem gefilmten Date, als wolle er die Dame so schnell wie möglich wieder loswerden. So sind die wenigsten ABs. Aber alle scheinen zu glauben, dass wir so sind. Auch im Forum der Frauenzeitschrift *Brigitte* wurde mal darüber diskutiert. Eine Frau bemühte sich aus Leibeskräften, ihre Geschlechtsgenossinnen zu überzeugen, dass nicht alle ABs verklemmte Psychopathen sind. Aber die anderen Frauen dachten überhaupt nicht daran, ihre Vorurteile in Frage zu stellen. Ich war absolut schockiert.

Also, was kann ich tun, um eine Partnerin zu finden, ohne zu verkrampfen? Von Single-Börsen halte ich nichts, nachdem ich mehrere ausprobiert habe. Bisher ist nur zwei Mal ein Date dabei herausgekommen. Obwohl die Gespräche ganz gut liefen und mehrere Stunden dauerten, löschte eine der Frauen kurz nach unserem Treffen ihren Account, die andere ließ nie wieder was von sich hören. Single-Börsen habe ich also aufgegeben und arbeite jetzt lieber an mir selbst. An meinem Äußeren, an meinem Auftreten. Ich glaube zwar nicht, dass da mein Problem liegt, aber zu verbessern gibt es immer was. Und wer nicht an sich arbeitet, lässt sich schnell gehen. Das will ich mir nicht nachsagen lassen. Auch nicht, dass ich passiv sei. Also schaffe ich mir Gelegenheiten, bei denen ich neue Menschen kennenlernen kann: Besuche, Veranstaltungen. Ich gehe auf andere zu und spreche sie an. Manchmal ergeben sich daraus Gespräche oder Freundschaften, das ist super. Und vielleicht ist irgendwann auch mal die Richtige dabei. Ich mache keine speziellen Übungen für mehr Erfolg bei den Frauen oder lerne Baggertricks. Ich bin einfach offen für eine Beziehung, breche das aber nicht mit Gewalt übers Knie. Wenn ich keine Partnerin finden sollte, dann kann ich auch damit leben. Ich habe mir nämlich nichts zuschulden kommen lassen. Ich habe Frauen angesprochen, und ich habe noch nie einer Frau einen Korb gegeben. Meine Minderwertigkeitskomplexe wegen meiner Partnerlosigkeit habe ich abgelegt. Warum sollte ich einen anderen Mann dafür bewundern oder darum beneiden, dass er Sex hat? Und ob ich beziehungsunfähig bin, kann niemand beurteilen, denn es hat ja noch niemand ausprobiert, mit mir eine Beziehung zu führen. Wenn das auch in Zukunft keine ausprobieren will, wird mir schon nicht langweilig werden. Ich habe gute Freunde und meine Hobbys, zum Beispiel eine Folkrockband, in der ich Keyboard spiele. Auch wenn ich der älteste AB in diesem Buch bin und mancher Jüngere meine Geschichte vielleicht in der Hoffnung auf Antworten aufblättert, habe ich keine. Und auch keine großartigen Tipps nach dem Motto: So macht ihr es euch leichter. Wenn ich jetzt sage: Lasst euch nicht hängen und nehmt das Leben, wie es ist, macht irgendwas, wofür euer Herz schlägt, und interessiert euch für eure Umwelt und eure Mitmenschen, würden sie es wahrscheinlich als zu platt empfinden. Aber eines habe ich über die Jahre mitbekommen: So vielfältig die Gründe sein können, die jemanden zum AB machen, so vielfältig können auch die Entwicklungsphasen sein, die ein AB im Laufe seines Lebens durchmacht. Eine verallgemeinerbare Tendenz könnte höchstens sein, dass die Chancen auf eine Beziehung mit zunehmendem Alter schwinden. Weil man nicht mehr so am Partyleben teilnimmt. Weil es immer weniger mögliche Partner zum Auswählen gibt. Und weil man unflexibler wird. Mit 49 lässt keiner mehr Haus und Hof hinter sich, nur weil er eine vage Aussicht auf Erfolg bei einer Frau hat.

Meine Einstellung zu meiner Beziehungslosigkeit hat sich im Laufe meines Lebens immer wieder geändert und das wird sicher auch in Zukunft so weitergehen. Es gab Phasen, in denen mir mein Alleinsein mehr zu schaffen gemacht hat als heute. Das waren aber immer Phasen, in denen es mir aus anderen Gründen nicht gut ging. Zum Beispiel bekam ich direkt nach dem Studium, bedingt durch meine berufliche Situation, einen Minderwertigkeitskomplex. Nachdem ich mein Diplom mit einer glatten Eins abgeschlossen hatte, dachte ich natürlich, es würde jetzt so richtig losgehen. Weit gefehlt. Ein Jahr später war ich immer noch auf Arbeitssuche, während meine Kommilitonen mit den schlechteren Noten alle schon einen Job gefunden hatten. Ich dachte echt, ich bin im falschen Film! Nachdem ich es nicht geschafft hatte, eine Freundin zu finden, stand ich vor dem Aus meiner Karriere, bevor sie überhaupt angefangen hatte. Mir muss etwas Grundlegendes fehlen, dachte ich, etwas, das jeder hat und das auch durch die beste Note nicht auszugleichen ist.

Als ich dann doch einen Job fand und feststellte, dass ich ein ganz guter Sozialpädagoge bin, verschwand der Minderwertigkeitskomplex erst mal wieder. Endlich konnte ich beweisen, dass ich vielfältig einsetzbar bin. Ich war derjenige, an den sich die Kollegen und Kolleginnen gewandt haben, wenn sie Probleme hatten. Und das ist bis heute so. Dass es mit dem Job geklappt hatte, bestärkte mich dann auch darin, dass ich mein Problem mit den Frauen lösen kann.

Das Gefühl, im falschen Film zu sein, habe ich trotzdem heute noch manchmal. Dann denke ich aufmüpfig: Ich lebe mein Leben, wie ich es für richtig halte, ohne Rücksicht darauf, was andere davon halten oder ob es dem Zeitgeist entspricht. Und genau diese Einstellung entspricht dem Zeitgeist. Ich schwanke zwischen purem Frust und Akzeptanz. Wobei der Frust nur einen kleinen Teil meiner Zeit ausmacht, während die Akzeptanz bei weitem überwiegt. Irgendwann um die 30 habe ich mir gesagt: »Das ist nun dein Leben.« Und es ändert sich ständig. Ich weiß nicht, was morgen sein wird, aber ich bin gespannt und freue mich darauf!

Ohne Sex und Zärtlichkeit

Gibt es Unterschiede im Umgang mit der Unerfahrenheit zwischen männlichen und weiblichen Betroffenen? Was wiegt schwerer: Der Mangel an Sex oder der Alltag ohne Beziehung? Die erste Frage ist bisher in der spärlichen einschlägigen Literatur noch nicht gestellt worden, da die betroffenen Frauen kaum zu Wort gekommen sind. Aber auch Untersuchungen zum unfreiwilligen Leben ohne Sex mit speziellem Augenmerk darauf, wie die Sexlosigkeit erlebt wird und sich langfristig auf die Persönlichkeit auswirkt, sind Mangelware. Während es unzählige allgemeine Single- und Sex-Studien gibt, mochte ohne konkrete Forschungsergebnisse keiner der angefragten Sexualforscher als Absolute-Beginners-Experte zitiert werden. Bleibt zu hoffen, dass es diesem Buch gelingt, die Relevanz des Themas zu betonen und dadurch entsprechende Studien anzustoßen.

Welche Unterschiede gibt es zwischen männlichen und weiblichen Absolute Beginners?

Eine meiner wichtigsten Erkenntnisse lautet: Die Erfahrungen männlicher und weiblicher ABs sind in großen Teilen sehr verschieden. Das fängt bei der Verlaufskurve ihres seelischen und körperlich-sexuellen Leidens an und geht über ihre Erklärungsversuche bis hin zu ihren Erwartungen an das andere Geschlecht. Verena, 26, bringt es auf den Punkt: »Eine Frau denkt: ›Klar, dass der mich nicht anziehend findet. Ich habe schließlich zu kleine Brüste.‹ Ein Mann denkt: ›Ich weiß, ich bin kein Alpha, aber kann die blöde Kuh mich nicht trotzdem lieben?‹« Was die Geschichten beider Geschlechter dennoch gemeinsam haben, ist vor allem der Wunsch, den Lebensumstand Unerfahrenheit nicht ständig erklären zu müssen. Alle Absolute Beginners hoffen darauf, dass dieses Buch dazu beiträgt, ihr Problem in der Öffentlichkeit bekannt zu machen, sodass sie sich nicht mehr verstecken müssen, sondern auf Verständnis hoffen können, wenn es zur Sprache kommt. Was bei einem Vergleich der Geschlechter ins Auge sticht, ist der Umgang mit den Phasen, in denen ihnen ihre Beziehungslosigkeit besonders zusetzt. Viele Frauen leben ihre Traurigkeit still und innerlich aus: »Ich heule mir nicht die Augen aus dem Kopf«, erzählt Sarah, 28. »Ich werde bloß melancholisch und noch ein bisschen ruhiger, als ich es sowieso schon bin. Dann fahre ich an die See, spaziere am Strand entlang, bin mit mir allein. Gucke mir Schiffe an, atme die frische Luft. Und dann ist alles wieder gut.« Auch Lara, 28, hat eine vom Klischee her weibliche Strategie gegen die Einsamkeit entwickelt: Sie geht reiten. »Ich will damit nicht sagen, dass mein Pferd ein Partnerersatz wäre, aber so ein Tier kann Zuneigung geben und empfangen. An seiner Seite fühlt man sich weniger allein. Und das ermutigt einen dann wieder, sein Leben weiterzuleben und sich ein soziales Umfeld zu schaffen.« Natürlich helfen die erprobten Heilmittel gegen Stimmungstiefs nicht immer, die Tränen zurückzuhalten, aber selbst wenn sie zu fließen beginnen, bleibt die Stimmung der Frauen meist unaufgeregt und selbstbezogen.

Im Gegensatz dazu kristallisiert sich als eher männliche Reaktion auf Stimmungstiefs eine Mischung aus Aggression, Neid, Hass, Missgunst und Wut heraus. Eva Margolies vom Center for Sexual Recovery in den USA beschreibt in ihrem Buch *Der Mann und seine sexuellen Probleme* bereits 1996, dass die Unerfahrenheit für Männer eine gravierendere Erfahrung sei als für Frauen. Dass gerade die Männer nach außen hin übertrieben nett, beherrscht und angepasst wirken, während in ihrem Innern eine anhaltende Wut brodelt, die gelegentlich ausbricht. Und tatsächlich: Nur von Männern wurde mir berichtet, sie hätten sich aus Frust absichtlich selbst verletzt, Schmerz zugefügt oder sogar an Selbstmord gedacht, oder es hätte Momente gegeben, in denen sie befürchteten »auszuticken«. Von Betroffenen beiderlei Geschlechts, die sich regelmäßig in der Szene bewegen, wurde mir bestätigt, dass Frauen, die die Symptome ihres Leidens derart drastisch beschreiben, eher selten sind.

Vor allem bei Männern richtet sich der Frust nach außen. So werden Menschen mit einem durchschnittlichen Liebeslebenslauf oft als Feinde oder Spiegel der eigenen Unzulänglichkeit betrachtet. Ahmet, 22, reagiert mit einer heftigen negativen Emotionalität auf seinen ehemals besten Single-Kumpel, der schließlich doch noch eine Freundin gefunden hat: »Als ich ihn einmal fragte: ›Findest du es nicht lächerlich, wie du sie in den Himmel hebst?‹, kam nur seine lapidare Antwort: ›Na und, ich habe ja wenigstens eine Freundin.‹ Da habe ich ihm gewünscht, er würde mit seinem Auto einen Unfall bauen, ins Krankenhaus eingeliefert werden und ein Körperteil verlieren. Irgendwas, was ihn bis an sein Lebensende verfolgt und ihn für die Frauen zum absoluten Verlierer macht.« Nicht nur gegen Männer, die ihnen Erfahrung voraushaben, richtet sich der Hass vieler männlicher Absolute Beginners, sondern auch gegen die Frauen, die sie verschmähen. Selten wird versucht wirklich zu verstehen, sondern der Wut freien Lauf gelassen. Oder der Selbsterniedrigung: »Ich kann mich nicht akzeptieren, wie ich bin«, sagt Sascha, 28. »Alles, was ich tue, tue ich, um endlich kein AB mehr zu sein. So lange mich keine Frau als Partner liebt und mir das Gefühl gibt, auch als Mann wertvoll zu sein, werde ich nicht glauben, dass ich es bin.« Keine der ABinen, die mir begegnet sind, hat ihre Unerfahrenheit derart absolut in den Mittelpunkt ihres Lebens gestellt und unmittelbar auf ihre Persönlichkeit bezogen. Oft betonen die Frauen, dass die Unerfahrenheit nur ein Aspekt unter vielen in ihrem Leben sei: »Ich bin gar nicht darauf gekommen, mich als Beziehungslose zu definieren oder meinen Erfahrungsmangel groß zu thematisieren«, versichert Sarah, 28. »Ganz ehrlich: Die Sache ist nie ein Riesenproblem für mich gewesen.« Und sie bietet auch eine Erklärung dafür an, warum Frauen häufig so denken: »Frauen erhalten sich länger die Hoffnung, dass der Richtige noch kommen wird. So was wie Erfolgsdruck habe ich jedenfalls nicht.«

Was unterscheidet die Frauen- und Männergeschichten außerdem? Frauen scheinen eher bereit zu sein, Trostangebote und Ratschläge von Freunden oder aus der Familie anzunehmen als Männer, die sich viel schneller davon nerven lassen. »Ich zähle auf eine Freundin, die ein gutes Gespür für Beziehungsthemen hat«, erzählt Sarah. »Sie gibt mir schwesterliche Tipps, und ich nehme ihre Ratschläge gern an und übertrage ihre Erfahrungen auf mein Leben. Damit ich irgendwann, wenn ich auch einen Mann gefunden habe, nicht bei null anfangen muss.« Bei Simone, 25, ist es die Mutter, die ihrer Tochter beistehen darf, ohne dafür Rebellion zu ernten: »Wenn ich an mir zweifele, baut sie mich auf und bestärkt mich darin, nicht aufzugeben.« Hinzu kommt: Wenn Frauen über ihre Beziehungslosigkeit reden, dann geht es eher um die Frage: Wie geht es mir in dieser Situation? Und weniger darum: Wie finde ich am schnellsten einen Partner? Frauen besprechen ihre Gefühle, Männer suchen Lösungsansätze. Gelegentlich spitzen sich diese unterschiedlichen Verhaltensweisen so zu, dass bei den Frauen der richtungslose Austausch zur lähmenden Tatenlosigkeit wird, während Tatendrang und Erfolgsdruck bei den Männern einen übertriebenen Aktionismus fördern. Dann wird manchmal richtig verbissen Diät, Sport und eine Therapie gemacht, ein Flirtseminar belegt oder gar Psychologie studiert und jede erreichbare Single-Party bzw. Kontaktbörse besucht, alles nur für die Frauen und damit man sich später nicht vorwerfen muss, man hätte es nicht versucht. »Männer arbeiten ständig daran, den Ansprüchen zu entsprechen, von denen sie glauben, dass die Frauen sie an sie stellen: entweder übermäßig sportlich zu sein, viel Geld zu verdienen oder viel Macht zu besitzen und auf gar keinen Fall zu nett zu sein«, beobachtet Verena, 26. »Frauen dagegen versuchen höchstens, sich äußerlich zu verschönern, um damit auch ihr eigenes Selbstvertrauen aufzubessern. Wir wollen ja um unserer selbst willen geliebt werden und nicht, weil wir das Talent besitzen, den Männern eine Frau vorzutäuschen, die wir gar nicht sind.«

Männliche und weibliche Absolute Beginners – manchmal macht es den Eindruck, als lebten sie in völlig verschiedenen

Welten. Und wenn diese Welten aufeinander treffen, ist die Verwunderung groß: »Was mich umgehauen hat, seit ich durch die Foren mehr über Unerfahrenheit weiß, sind die vielen ABinen. Ich dachte immer, Beziehungslosigkeit sei ein rein männliches Problem«, sagt Norbert, 49, der dann aber sehr schnell ein tiefes Verständnis für die weibliche Sichtweise entwickelt hat. Genauso verblüfft reagierte auch Sarah, 28, als sie in einem Fernsehbericht über Absolute Beginners das andere Geschlecht erlebt hat: »Interessant war für mich der junge Mann mit den typischen Männerhobbys wie Fußball und Autos, der keine Freundin hatte und darunter leidet. Dass es so was gibt, denkt man ja gar nicht. Die Männer, die ich kenne, haben immer eine Freundin, und wenn sie mal keine haben, dann suchen sie auch keine, dann widmen sie sich eben ihren Männerhobbys.«

Nach all den Unterschieden und dem Erstaunen gibt es zum Glück auch Gemeinsamkeiten zwischen männlichen und weiblichen ABs. Hier können sie anknüpfen, um sich vielleicht von Schicksalsgenossen des anderen Geschlechts Dinge erklären zu lassen, die sie nicht durch eigene Erfahrungen lernen konnten. »Was sich bei männlichen und weiblichen ABs am meisten deckt, ist diese Eigenschaft, irgendwo zwischen Schüchternheit und Sozialphobie, die es ihnen erschwert, auf andere zuzugehen«, hat Lara, 28, erkannt. Und Jörg, 33, resümiert: »Der alltägliche Umgang mit der Tatsache, unerfahren zu sein, ist bei Männern und Frauen recht verschieden. Aber die Gefühle, diese unerfüllte innere Sehnsucht nicht nur nach einem Partner, sondern dem allerersten überhaupt, sind sicher ähnlich. Es ist unglaublich wichtig, dass sich die Forenmitglieder über die Geschlechtergrenzen hinaus austauschen. Wir haben oft wirklichkeitsfremde Vorstellungen vom anderen Geschlecht und den spezifischen Problemen.«

Ein Phänomen, das beide Parteien kennen, die männlichen wie die weiblichen Absolute Beginners, ist, dass sie vom anderen Geschlecht eher als »guter Freund« wahrgenommen werden und weniger als sexuelles Wesen oder als möglicher Partner. Unter Insidern hat sich dafür der Begriff »Kumpelschiene« etabliert. Ein Absolute Beginner »rutscht in die Kumpelschiene«

(und das aufgrund gleichbleibender Verhaltensmuster nicht nur bei einer Person, sondern immer wieder), wenn er viel Zeit mit dem Objekt seiner Begierde verbringt und Teil von dessen Alltag wird, aber eben »nur« als guter Freund und nicht als Partner. Dabei erhofft er sich stets, dass sich die Beziehung verändern und irgendwann doch noch Liebe daraus werden könnte. Das bringt ihn in eine emotionale Abhängigkeit, die Risiken birgt, wenn sein Gegenüber sie ausnutzt. »Das wirklich Üble an der Geschichte war«, erzählt Verena, 26, über ihre Erfahrungen mit einem ehemaligen Klassenkameraden und der »Kumpelschiene«, »dass er sich, obwohl wir nur Freunde blieben, verhalten hat wie ein Partner. Wir waren ständig zusammen: in der Schule, privat. Er wurde eifersüchtig und wütend, wenn ich ohne ihn was unternahm. Dann keimte in mir immer eine kleine Hoffnung auf, dass es vielleicht doch noch was mit uns werden könnte.« Auch Hugo, 40, kennt sich mit der »Kumpelschiene« bestens aus: »Ich werde von den Frauen gern als der Bruder mit den Schultern zum Anlehnen und Ausheulen benutzt. Vielleicht, weil ich so grundsolide und verlässlich wirke. Und weil ich ja auch wirklich gut zuhören und Trost spenden kann. Aber ich bin auch mal anlehnungsbedürftig.«

Angesichts dieser Erfahrungsberichte ist es kein Wunder, dass ein großes Thema in den AB-Foren im Internet lautet: Wie vermeide ich die »Kumpelschiene«? Unbestritten ist, dass die beschriebenen Kumpelfreundinnen und -freunde für einen AB oder eine ABine Segen und Fluch zugleich sind. Einerseits sind sie oft die erste und einzige Chance überhaupt für einen schüchternen Menschen, der in Gegenwart des anderen Geschlechts normalerweise sofort verkrampft, sich in entspannter Zweisamkeit an die Nähe und Verhaltensweisen einer Frau oder eines Mannes und (freundschaftliche) körperliche Berührungen zu gewöhnen. Andererseits halten diese platonischen Beziehungen durch ihre vereinnahmende Art den Absolute Beginner davon ab, Kontakt zu potentiellen Partnern zu knüpfen. Auch die Möglichkeit, Sex zu haben, rückt mit einem Kumpelfreund oder einer Kumpelfreundin in greifbare Nähe, wird aber nicht erfüllt – was es umso schlimmer macht.

Vom Umgang mit einem unbefriedigten Trieb

Ja, und Sex? Immer und überall der Sex. Die israelische Soziologin Eva Illouz schreibt in ihrem Bestseller *Warum Liebe weh tut* dazu: »[Die Sexualität] ist zur Arena eines nackten Kampfes verkommen, der viele Männer und besonders Frauen verbittert und erschöpft zurückgelassen hat.« Eben weil das Thema so unendlich aufgebauscht wird – in den Medien, im Kino, bei der Errechnung des Coolnessfaktors einer Person, in der Werbung und überall, macht es schon fast keinen Spaß mehr. Man hat den Eindruck, sobald Sex überhaupt zum Thema wird, geht ihm die Essenz verloren. Erwachsene mit einem »durchschnittlichen« Liebeslebenslauf diskutieren, ob Seitensprünge ein legitimes Vergnügen sind, ob man mit zunehmendem Alter besser im Bett wird und was eigentlich »normaler« Sex ist. Absolute Beginners fragen sich, ob sie ihr erstes Mal jemals erleben, ob sie einen Partner finden werden, der die Geduld hat, es im Bett mit ihnen langsam anzugehen, ob die unbefriedigenden Versuche, die sie als Softcore-ABs mitgenommen haben, besser gewesen sind als gar nichts, oder ob sie sich Sex kaufen sollen.

Die vorliegenden Geschichten zeigen: Ein Leben ohne Sex kann relativ entspannt verlaufen, es kann aber auch zu einer Tortur werden. Besonders dann, wenn ein starker natürlicher Sexualtrieb dauerhaft unterdrückt oder kompensiert werden muss. In so einem Fall rückt das Thema unnatürlich groß in den Vordergrund, das Leben dreht sich nur noch um den einen Mangel. Es gibt Absolute Beginners, die bis an den Rand des Wahnsinns darunter leiden, keinen Sex haben zu können, und solche, die diese Tatsache akzeptiert und sich daran gewöhnt haben. Keinesfalls lässt sich behaupten, dass zu ersteren nur Männer und zu letzteren nur Frauen gehören, auch wenn die Tendenz durchaus in diese Richtung geht. Doch es gibt bei beiden Geschlechtern beide Typen. Typen wie Bonnie, 33, die beteuert: »Die körperliche Unerfahrenheit ist für mich nicht schwer zu ertragen. Ich kenne das ja nicht anders. Ich stelle mir das ein bisschen so vor wie eine Sucht. Erst wenn man jahrelang Sex gehabt und seinen Körper daran gewöhnt hat, dann erträgt er es nicht mehr, ohne Sex zu sein, und man will immer wieder welchen haben.« Und Typen wie Simone, 25, die zugibt: »Ich freue mich auf den Sex. Phasenweise sehne ich mich sogar mehr nach körperlicher Befriedigung als nach allem anderen.« Der Soziologe Stefan Hradil zitiert in seinem Buch *Die Single-Gesellschaft* eine Befragung, nach der 40 Prozent der weiblichen ledigen Singles ein Leben ohne Sex für sehr unbefriedigend halten, weitere 40 Prozent Sex als eher unwichtig einstufen und 20 Prozent sich überhaupt nicht dafür interessieren. Bei den Männern gaben 28 Prozent an, ein Leben ohne Sex sei sehr unbefriedigend, die Mehrheit der Männer zeigte sich sexuellen Kontakten zwar nicht abgeneigt, wies ihnen jedoch keinen zentralen Stellenwert zu. An anderer Stelle werden bei Hradil in einer Abbildung zur sexuellen Grundorientierung 30- bis 40-jähriger Singles zwischen fünf und zehn Prozent der ledigen Männer und zwischen 20 und 25 Prozent der ledigen Frauen als »nonsexuell«, also an Sex uninteressiert, bezeichnet. Die Zahlen spiegeln hier die Erkenntnisse wider, die sich mit meinen Gesprächen decken: Ob ein Leben ohne Sex als problematisch wahrgenommen wird, hängt ganz und gar von der Persönlichkeit des einzelnen Betroffenen ab.

Bevor sie auf den Sex zu sprechen kommen, betonen viele meiner Protagonisten, es gebe wichtigere Lücken in ihrem Leben zu füllen. »Sich täglich darüber austauschen, was der andere erlebt hat. In die Wohnung kommen, und es ist schon jemand da. Berufliche Anstrengungen gemeinsam meistern«, danach sehnt sich Jörg, 33, vor allem, obwohl er zu den Hardcore-ABs gehört, die sexuell am meisten nachzuholen haben. Die meisten ABs in diesem Buch stellen sich jedoch nicht die Entweder-oder-Frage. Sie möchten beides, in der perfekten Kombination: »Was ich will, ist nicht einfach nur Sex, sondern eine stabile Partnerschaft, in der Sex eine schöne Nebensache ist«, sagt Sarah, 28, die die einzige Gelegenheit, bei der es zwischen ihr und einem Mann zum Kribbeln kam, aus Unsicherheit verstreichen ließ. »Ich sehe meine Jungfräulichkeit als Geschenk an einen Mann, dem ich großes Vertrauen entgegenbringe.« Norbert, 49, lebt schon viel länger ohne Sex als Sarah und hält trotzdem an der klassischen Reihenfolge fest: »Wonach ich mich sehne, das sind alltägliche Zärtlichkeiten: Umarmungen, Streicheleinheiten, Küsse. Und erst dann Sex. Aber nie Sex ohne Liebe. Nie ein One-Night-Stand, nie Sex mit einer Hure. Sex und Liebe gehören für mich zusammen. Und das, wonach ich mich sehne, ist die Liebe.«

Wer ohne etwas leben muss, nach dem er sich sehnt, versucht naturgemäß, sich eine Vorstellung davon zu machen. Doch woran orientiert sich diese Vorstellung? Kaum einer der befragten ABs hat ein besonderes Interesse daran gezeigt, seine Freunde über ihre Sexerfahrungen auszuhorchen. Einerseits, weil sich ein solches Gespräch oft in ein unangenehmes Fragespiel umkehrt, bei dem der Absolute Beginner mit seiner Unerfahrenheit selbst zum Mittelpunkt wird. Andererseits, weil viele Betroffene, schüchtern wie sie sind, ungern über so intime Dinge wie Sex sprechen. Bleibt als Anschauungsmaterial also der Porno, der auch durchaus genutzt wird, aber vor allem die romantische Komödie im Kino, an der die meisten ABs ihr Bild von der Partnersuche, vom Beziehungsalltag und auch vom Sexleben »normaler« Menschen festmachen. Sie ahnen zwar, dass dabei geschönte Vorstellungen entstehen, doch die scheinen leichter zu verarbeiten zu sein als manches Detail aus der Realität: »Ich lese gerne Liebesromane, um einen Einblick zu bekommen, auch wenn ich weiß, dass der nicht so ganz wirklichkeitsgetreu ist«, sagt Anna, 26. »Ich bin mal in einen Sexshop gegangen und war überrascht, wie viele Leute sich freiwillig diese Spielzeuge kaufen, die so aussehen, als wären sie beim Benutzen äußerst unangenehm. Da bleibe ich lieber bei meinen romantischen Highlandern.« Die Vorstellungen, die sich Marco, 31, macht, sind zwar nicht romantisch im Sinne von unschuldig, aber dennoch unrealistisch – und er weiß das. Dennoch hält er daran fest: »Natürlich bin ich in meinen Phantasien ein phantastischer Liebhaber, alles läuft ohne jede Panne ab, am Ende habe ich die Frau mehrfach befriedigt und sie will nie wieder einen anderen in ihrem Bett. Natürlich ist mir klar, dass mein erstes Mal, sofern es denn noch stattfinden sollte, mit diesem Szenario so gut wie nichts zu tun haben wird.« Andere ABs ahnen, dass das Erwachen aus unrealistischen Vorstellungen herbe Enttäuschungen mit sich bringen würde, und gestalten ihre Phantasien daher lieber vage, so wie Verena, 26: »Ich stelle mir Sex als etwas sehr Schönes, Intimes und Abwechslungsreiches vor, aber auch als etwas sehr Anstrengendes.« Oder Sascha, 29, dessen Erfahrungen sich auf vier Küsse jeweils im alkoholisierten Zustand belaufen: »Es muss ein sehr schönes, intensives Gefühl sein, ich bin sowieso sehr empfänglich für die körperliche Nähe einer Frau. Und näher als beim Sex kann man einer Frau nun mal nicht sein.«

Der unablässige Versuch, sich auszumalen, wie Sex mit einem Partner sein könnte, sowie die teils verzweifelte, teils nüchterne Daueranalyse der eigenen Situation artet bei vielen ABs in fruchtlose Gedankenspiralen aus, die es ihnen nur noch schwerer machen, locker auf potentielle Partner zuzugehen oder sich auf unbekannte Situationen einzulassen. Viele Betroffene beschreiben sich als »Kopfmenschen«, denen es nicht gelingt, auf ihr Bauchgefühl zu vertrauen und sich dem Geschehen hinzugeben – was zur bewussten Vermeidung von intimen Momenten führen kann. »Ich bin relativ leicht körperlich zu erregen, aber immer nur bis zu einem bestimmten Punkt«, erklärt Lucy, 26. »Da schalte ich dann um, aus dem Erleben heraus in die reflektierende Ebene. Dann analysiere ich die Situation zu Tode, finde sie nur noch lächerlich und nicht länger tragbar, anstatt mich einfach fallenzulassen.« Die meisten Betroffenen geraten allerdings gar nicht erst in verfängliche Situationen, sondern werden durch ihre Grübeleien schon viel früher ausgebremst.

Die wenigen Erfahrungen, die die Softcore-ABs unter den Protagonisten dieses Buches dann doch schon gemacht haben, haben ihnen meist nicht geholfen, ihre schiefen Vorstellungen vom »normalen« Sexleben geradezurücken, oder ihre Hemmungen abzulegen. Wobei die geschilderten Erlebnisse den ersten Erfahrungen von Menschen mit einem »durchschnittlichen« Liebeslebenslauf häufig ähneln, nur dass sie später im Leben gemacht und nicht durch bessere Erfahrungen ergänzt wurden. »Der Mann war eigentlich nett, aber ich fand ihn nicht anziehend«, berichtet Simone, 25, über ihren ersten Kuss, den sie erst vor kurzem bekommen hat. »Das kam mir alles total falsch vor. Ich konnte es nicht genießen, es gefiel mir nicht. Der Mann küsste zu fordernd, zu hektisch, ich empfand seine Zunge als Fremdkörper in meinem Mund und wollte sie so schnell wie möglich wieder loswerden.« Und Norbert, 49, wähnte sich bereits am Ziel seiner Träume, als die Stimmung plötzlich umschlug und die Frau sich von ihm wegdrehte. Lucy, 26, liefert ein gutes Beispiel für eine jener Situationen, die männliche Absolute Beginners oft nicht nachvollziehen können, in denen eine ABine ein Sexangebot ausschlägt: »Er machte mir Avancen, ich spielte ›toter Fisch‹ und hoffte, es würde ihm bald zu blöd werden. Aber er hörte nicht auf. Ich musste ihm schließlich doch ins Gesicht sagen: ›Du reizt mich körperlich nicht.‹ Ich versuchte, ihm zu erklären, dass es an mir lag, dass ich nicht auf Du mit meiner Sexualität war.« Sex um jeden Preis und mit dem erstbesten willigen Gegenüber kommt für keine weibliche Betroffene, aber auch für viele männliche Betroffene nicht in Frage.

Hardcore-ABs, die bisher auf jegliche körperliche Erfahrung verzichten mussten, interessieren sich brennend für die Erfahrungen von Softcore- oder Ex-ABs, von denen wir im nächsten Kapitel noch mehr hören werden. »Was mir Hoffnung macht: Einige Ex-ABs in den Foren berichten, dass ihr erstes Mal weit weniger schlimm gelaufen sei als befürchtet. Dass ihre Partnerinnen gar nicht bemerkt hätten, dass sie es mit einem Anfänger zu tun gehabt hätten«, erzählt Marco, 31, über die Erfahrungen aus zweiter Hand. »Andererseits berichten auch einige, dass der echte Sex ihre in all den Jahren aufgebauten Erwartungen am Ende nicht habe erfüllen können.« Schön, dass Lara, 28, und Christine, 43, die beiden Ex-ABinen in diesem Buch, berichten können, dass sich ihre Befürchtungen in Bezug auf das erste Mal nicht bewahrheitet haben. Weder war es für ihre erfahrenen Partner ein Problem, sich ihrem zurückhaltenden Tempo anzupassen, noch mussten sie feststellen, dass sie aus irgendwelchen Gründen nicht dazu fähig gewesen wären, Sex zu haben. »Mein Partner hatte viel mehr Panik, zu weit zu gehen, als ich vor dem, was auf mich zukam«, erzählt Christine. »›Du, ich bin zwar hier in gewisser Hinsicht die unerfahrene 16-Jährige‹, beruhigte ich ihn, ›aber andererseits bin ich doch schon 43 und kann sagen: Stopp, bis hierher und nicht weiter!‹ Nachdem diese erste Hemmschwelle überwunden war, ging es bei jedem Treffen ein Stück weiter. Nach zwei Monaten gab ich grünes Licht: Wir schliefen miteinander. Es ging ganz leicht. Und es war schön, aber gar nicht so spektakulär, wie man es sich immer ausmalt. ›Mein Gott‹, dachte ich, ›was hab' ich mir da bloß zusammenphantasiert?‹« Und Lara sagt, sie fühle sich beim Sex nicht als Lehrling, obwohl sie weniger Erfahrung damit habe als ihr erster richtiger Freund. Sie mache sich auch keine Gedanken darüber, wer mehr Techniken draufhabe. »Wir machen das, was uns beiden Spaß macht, und probieren einfach immer wieder Neues aus. Auch wenn er erfahrener ist als ich, muss er sich ja neu auf mich einstellen, weil ich anders reagiere als andere Frauen. Mit jedem neuen Partner erlebt man ein neues erstes Mal.«

Wir haben ABs gehört, die mit dem Mangel an Sex gut umgehen können, und andere, denen das nicht so gut gelingt. Doch es ist nicht so, dass die Einstellung eines Absolute Beginners zum Thema Sex einmal festgelegt und unumstößlich wäre. Nicht selten ändert sie sich mit den Jahren. Charly, 39, beschreibt diesen Wandel so: »In meinen 20ern hatte ich gar nicht das Verlangen, mit meinen Traumfrauen intim zu werden. Nicht mal ans Küssen habe ich gedacht. Es ging um eine viel edlere Stufe der Liebe. Sex bedeutete für mich nur: Onanieren zu Wichsvorlagen. Blödsinn, sage ich heute zu dieser Einstellung. Ich hätte als Teeny rumprobieren sollen. In meinen 30ern hatte ich dann schon eher den Wunsch, mit der Frau, die mir gefiel, intim zu werden. Ich kann mich genau an diejenige erinnern, in deren Gegenwart ich meine erste Erektion hatte. Und zwar allein aufgrund ihrer Anwesenheit. Da war ich schon über 30 und kannte so was gar nicht.« Bei Verena, 26, meint man fast, sie brauche ihre verhältnismäßig ungefährliche Onlineaffäre, um daraus zunächst für sich selbst eine positivere Einstellung zu ihrer Sexualität zu gewinnen, bevor sie sich auch in der Realität bereit für Männer fühlen kann: »Ich habe mich verändert.

Weil ich erleben durfte, was es bedeutet, begehrt zu werden. Was das in einem selbst auslösen kann, welche Kraft es einem gibt und wie es das Selbstbewusstsein stärkt, wenn man weiß: Da draußen in der Welt ist jemand, der dich will.«

Besonders seit dieser Erfahrung gehört für Verena, wie für die meisten befragten Absolute Beginners, die Selbstbefriedigung ganz selbstverständlich zum Leben dazu. Sie beschreibt sich sogar als sehr neugierig, sehr ungehemmt: »Ich habe mich mit einem Vibrator selbst entjungfert, zumindest biologisch gesehen. Bevor ich ihn gekauft habe, dachte ich noch: ›Wie erbärmlich ist das denn?‹, aber dann freute ich mich über mein neues Spielzeug wie ein kleines Kind. Es ging mir nicht darum, mein Jungfernhäutchen loszuwerden. Nein, was ich wollte, war zumindest annähernd das Gefühl zu erleben, das man beim richtigen Sex hat.« Manchen Absolute Beginners reicht die Selbstbefriedigung, um ihr Bedürfnis nach körperlichen Erfahrungen zu stillen. In diesem Fall tut sie tatsächlich ihre Wirkung als Methode zur Kompensation. »Wenn ich mich selbst befriedige, habe ich nicht mehr das Gefühl, auf etwas zu verzichten oder meinen Trieb zu unterdrücken«, so Norbert, 49. »Mich selbst zu befriedigen heißt, diesen Trieb auszuleben.« Das krasse Gegenbeispiel dazu ist Ahmet, 22. Er gehört zu der Gruppe von Absolute Beginners, für die Masturbation alles andere als befriedigend ist und schon gar kein Ersatz für echten Sex. Ahmet leidet so sehr unter seinem ungestillten Bedürfnis, dass er sich beinahe zwanghaft selbst befriedigen muss, obwohl ihm das nicht im Geringsten hilft: »Nicht mal beim Masturbieren fühle ich was. Ich mache das drei-, vier-, fünfmal am Tag, aber es ist nichts Schönes mehr. Nur noch eine Notwendigkeit, um den Trieb zu stillen. Direkt vor den Orgasmen fühle ich mich gerade mal wie ein Mensch, der lebt. Und kurz danach bin ich der Hoffnungslosigkeit noch ein Stück näher als vorher.«

Ein anderer Weg für einen AB, zumindest seine körperlichen Sehnsüchte auszuleben, ist es, sich Sex zu kaufen. Diese Alternative sehen allerdings nur Männer. Zumindest keine der Frauen in diesem Buch ist je darauf gekommen, sich einen Callboy zu organisieren. Die meisten Männer dagegen haben zumindest einmal darüber nachgedacht, wie es wäre, zu einer Prostituierten zu gehen. Nach längerem Zögern verwerfen viele diese Idee jedoch wieder. Bei Norbert, 49, sind die Zweifel aus Angst vor einem Gefühlschaos dafür verantwortlich: »Mir käme das vor, wie Selbstbefriedigung mit jemand anderem. Und ich fürchte, dass ich mich in die Frau verlieben würde, die ich dafür bezahle, mit mir zu schlafen.« Hugo, 40, nennt eher pragmatische Gründe, die gegen einen Besuch im Bordell sprechen, obwohl er schon oft darüber nachgedacht hat: »Es war mir dann doch zu teuer. Außerdem habe ich mir die schreckliche Demütigung vorgestellt, wenn ich an eine total gelangweilte Frau geraten sollte, die emotionslos ihre Dienstleistung an mir erbringt. Trotzdem kann ich mir immer noch vorstellen, dass ich es irgendwann machen werde, aber da müsste zumindest ein Hauch von gegenseitiger Zuneigung zwischen uns zu spüren sein, sonst geht bei mir gar nichts.« Auch Jörg, 33, bezweifelt, dass er überhaupt fähig wäre, auf diese Weise Sex zu erleben: »Ich kann nicht zu einer Prostituierten gehen, die ich überhaupt nicht kenne. Die Atmosphäre wäre mir nicht angenehm, da würde ich an Sex nicht einmal denken.«

Es gibt noch einen anderen wichtigen Grund, aus dem eine ganze Reihe von Männern vor dem Gang ins Bordell zurückschrecken: Es kommt ihnen nicht »normal« vor, es scheint ihnen nicht der erstrebenswerte Weg zu sein, Erfahrungen zu machen. »Ich bin sogar schon durchs Rotlichtviertel geirrt und habe ernsthaft darüber nachgedacht, mir Sex zu kaufen«, erzählt Sascha, 29. »Allerdings kam mir meine Schüchternheit ins Gehege. Außerdem habe ich die Hoffnung noch nicht aufgegeben, dass ich mein erstes Mal auf normalem Wege erleben werde.« Das ist immer noch die wünschenswertere Alternative, und die Männer machen es sich nicht leicht mit der Entscheidung, diesen Wunsch nach Normalität aufzugeben. Je länger die Sexlosigkeit jedoch andauert und je stärker der Sexualtrieb ausgeprägt ist, desto größer ist die Wahrscheinlichkeit, dass sie irgendwann doch zu einer Prostituierten gehen, auch wenn sie das Gefühl nicht loswerden, dass es nicht richtig ist. Für den einen kommt der Tag eher, für den anderen später. Ahmet ist schon mit 22 fast soweit: »Früher wollte ich mein erstes Mal unbedingt in einer Beziehung erleben, mit einer Frau, die ich wirklich liebe. Aber inzwischen bin ich nicht mehr so romantisch. Jetzt will ich einfach nur noch so schnell wie möglich Sex haben. Es ist wohl nur eine Frage der Zeit, bis die Bastion ›für Sex bezahlen‹ fällt. Das wäre die ultimative Niederlage.« Marco hat bis 31 »durchgehalten« und will sich nicht darauf festlegen, wann es bei ihm soweit sein könnte: »Es ist beruhigend zu wissen, dass es diese Möglichkeit gibt. Wenn meine Neugier auf Sex zu zweit irgendwann unerträglich geworden ist, werde ich meine Hemmungen sicher überwinden. Das kann nächste Woche so weit sein oder in fünf Jahren. Früher dachte ich, zu einer Prostituierten zu gehen, bedeute die Kapitulation. Inzwischen sehe ich das nicht mehr so verbissen.«

Zwei Protagonisten aus diesem Buch haben es getan, haben sich Sex gekauft, und damit positive Erfahrungen gemacht. Bernhard, 26, hat auf Anraten seines Therapeuten erste Erfahrungen mit Begleiterinnen von einer Escort-Agentur gesammelt und sich damit den Druck genommen: »Dieses Erlebnis war eindeutig eine Erlösung für mich! Vorher dachte ich immer, es wäre eine Niederlage, wenn ich mein erstes Mal nicht mit einer ›echten Frau‹, sondern einer Prostituierten erleben würde. Dann bin ich aber zum Schluss gekommen, dass besondere Probleme eben besondere Lösungsansätze verlangen. Die Mädchen reagierten immer sehr verständnisvoll auf meine Situation und gingen darauf ein. Wenn ich ewig herumdruckste: ›Du, ich muss dir was sagen, ich hab' das noch nie gemacht …‹, dann fielen sie manchmal richtig über mich her.« Rainer, 43, ist mit 20 zum ersten Mal bei einer Prostituierten gewesen und bis er sich dann ein zweites Mal getraut hat, sind zehn Jahre vergangen. Heute kauft er unregelmäßig, aber immer mal wieder Sex: »Ich genieße diese kurzen Momente und fühle mich unmittelbar danach sehr wohl und relaxed. Allerdings können gerade schöne Erlebnisse mit Prostituierten einen schalen Nachgeschmack haben.« Eine echte Problemlösung ist der gekaufte Sex für niemanden. Die Sehnsucht nach einer Partnerin bleibt.

Wie werde ich ein Ex-AB?

Am Ende warten natürlich alle auf Tipps und Tricks, wie sich dem AB-Schicksal ein Schnippchen schlagen lässt. Die zehn goldenen Regeln plus Erfolgsgarantie für den Weg aus der Unerfahrenheit habe auch ich nicht. Wenn es sie gäbe, gäbe es nicht so viele Absolute Beginners, und dann gäbe es auch nicht dieses Buch. Was aber an dieser Stelle festzuhalten ist: Es gibt durchaus Absolute Beginners, die von sich sagen, dass sie einen akzeptablen Umgang mit ihrem Problem gefunden haben oder dass sie optimistisch in die Zukunft blicken und sich irgendwann an der Seite eines Partners sehen. Und Betroffene, die tatsächlich mit einiger Verspätung gegenüber dem »Rest der Welt« erste Partnerschaften eingegangen und damit zu Ex-ABs geworden sind. In ihren Geschichten finden wir die Tipps und Tricks, die es auszuprobieren lohnt – und die Wahrheiten, denen es ins Gesicht zu blicken gilt.

Manchmal ist die beste Strategie gegen ein Problem, so viel und lange darüber zu reden, bis es einen nervt. Oder zumindest bis alles einmal gesagt ist und man sich auch wieder anderen Dingen zuwenden kann. Reden kann man darüber aber nur, wenn man sich jemandem anvertraut, sich also »outet«. Ist ein Outing ratsam oder nicht? Psychologin Stefanie Stahl meint: »Ich würde den ABs empfehlen, sich gezielt bei Menschen ihres hohen Vertrauens wie beispielsweise bei einer guten Freundin oder einem guten Freund zu outen. Gut wäre auch ein Therapeut. Es ist immer sehr belastend, mit einem Problem ganz allein dazustehen. Deswegen sollten die Betroffenen darüber sprechen, sich aber auch nicht jedem anvertrauen. Die Frage ist, warum man sich überhaupt so schämen muss, über dieses Thema zu sprechen. Ich als Therapeutin würde mein Hauptaugenmerk in der Therapie darauf legen, den Betroffenen die Scham zu nehmen.«

Die Erfahrungen meiner Interviewpartner bei der Grundsatzentscheidung »Outing oder nicht?« sind ziemlich verschieden. Outet man sich nicht, ist man mitunter wilden Spekulationen ausgesetzt, mit denen es sich auch nicht unbedingt leichter leben lässt als mit negativen Reaktionen. »Vor zwei Jahren habe ich meinen Vater mit meiner Mutter diskutieren hören, ob ich wohl schwul sei«, erzählt Ahmet, 22. In seiner Familie werden Emotionen grundsätzlich nicht thematisiert, daher kommt es für ihn nicht infrage, die Eltern über sein Problem mit der Partnersuche aufzuklären. Andere Absolute Beginners tun es nicht, weil sie sich nicht viel Verständnis erhoffen. Jörg, 33, hält seine Situation schlicht für unerklärbar: »Meine Eltern sind Ende 60 und können sich überhaupt nicht vorstellen, wie schwer das ist, heute eine Partnerin zu finden, oder dass es gerade ihrem Sohn nicht gelingen sollte.« Marco, 31, verschont seine Eltern aus Rücksichtnahme mit Details aus seinem nicht vorhandenen Liebesleben: »Meine Mutter soll sich keine Sorgen um mich machen oder vielleicht sogar sich selbst irgendwelche unangebrachten Vorwürfe.«

Zweifellos ist auch nach einem Outing nicht alles Friede, Freude, Eierkuchen. Das nervige Sich-erklären-müssen geht weiter oder jetzt erst richtig los. Wie bei Sascha, 29: »Meine Mutter begreift nicht, dass es platonische Freundschaften zwischen Männern und Frauen gibt. Sobald sie hört, dass eine Single-Frau mit mir ausgeht, ist sie felsenfest davon überzeugt, dass diese Frau mehr für mich empfindet.« Auch die Reaktionen sind manchmal anders als erhofft. Sarah, 28, beschwert sich über den Vertrauensbruch, den ihre Mutter beging, nachdem sie ihr ihr Herz ausgeschüttet hatte: »Sie hat es schon ihrem neuen Lebenspartner erzählt, da wohnte sie noch nicht mal mit ihm zusammen!«

Es gibt aber auch Absolute Beginners, die ihren Eltern die Wahrheit erzählt oder sie einfach immer auf dem Laufenden gehalten haben und sich damit wohlfühlen. »Meinen Eltern ist es gleichgültig, was ich in sexueller Hinsicht anstelle oder auch nicht, solange ich dabei glücklich bin«, erzählt Lucy. Wobei das mit dem Glücklichsein als AB natürlich so eine Sache ist. Auffällig bleibt, dass es meist die Mütter sind, die von ihren Töchtern für ihr Einfühlungsvermögen geschätzt werden. Mit ihren Vätern haben gleich mehrere ABinen Probleme. So ist Verena, 26, enttäuscht von den Werten und Prioritäten, die für ihren Vater zählen: »Er hat mich gerade heute wieder schief angeguckt, als ich ihm sagte: ›Es gibt eine Menge mehr Menschen als bloß mich, die Probleme haben, einen Partner zu finden!‹ Manchmal habe ich das Gefühl, ihm ist egal, ob ich glücklich werde, Hauptsache ich bin unter der Haube.« Was den Rest der Verwandtschaft betrifft, sind sich die meisten Absolute Beginners einig: Die geht das nichts an. Sie erfinden einen Alibifreund oder legen sich unverfängliche Antworten für peinliche Fragen auf Familienfeiern zurecht.

Die Frage, ob es für einen Absolute Beginner Sinn macht, im Freundeskreis die Wahrheit zu erzählen, ist da schon komplizierter. Freunde bekommen schließlich naturgemäß mehr voneinander mit als Eltern von ihren erwachsenen Kindern. Und nicht umsonst stellt der Soziologe Stefan Hradil in *Die Single-Gesellschaft* fest: »Singles messen jedoch Bekannten mehr Bedeutung bei als Verwandten.« Vor ihren Freunden geraten die Betroffenen oft schneller in Erklärungsnot. Manch einer will um jeden Preis vermeiden, dass sie etwas von seiner Unerfahrenheit wissen, so wie Ahmet, 22: »Ein AB muss damit zurechtkommen, seine Probleme alleine zu lösen. Sollten meine Freunde mich eines Tages darauf ansprechen, habe ich mir eine Geschichte zurechtgelegt: Mit 17 habe ich mit einem Mädchen im Urlaub rumgeknutscht, bin dann mit ihr auf dem Hotelzimmer verschwunden und wir haben still und heimlich Sex gehabt.« Marco, 31, hat zwar seine Hemmungen vor einem Outing überwunden, ist dafür aber nicht nur mit Erleichterung, sondern auch mit weiteren Zweifeln belohnt worden: »Die volle Wahrheit kennt nur mein bester Freund, und dem habe ich sie auch erst vor kurzem verraten. Obwohl er verständnisvoll reagierte und obwohl ich mein Geständnis nicht bereue, fühle ich mich jetzt in schwachen Augenblicken minderwertig neben ihm.« Oft halten sich erwünschte und unerwünschte Reaktionen auf das Outing die Waage. Dem einen Bekannten gelingt es, ermutigende Worte zu finden, während der andere mit einem platten Baggertipp daneben greift. Lucy, 26, hat erlebt, dass es gar nicht der besserwisserische Kommentar sein muss, der am meisten wehtut, sondern dass die schockierte Verständnislosigkeit manchmal viel unangenehmer ist: »Ich schäme mich nicht dafür, dass ich noch keinen Sex hatte. Aber manchmal entsteht eine ungläubige Stille, wenn es herauskommt. Das ist dann schon ein merkwürdiges Gefühl.« Es gibt aber auch Absolute Beginners, die sich vor ihren Freunden geoutet und es nie bereut haben. Sarah, 28, berichtet, dass sie überhaupt kein Problem damit hat, dass ihre Freunde Bescheid wissen: »Mich hat nie jemand gehänselt. Ich komme mir unter meinen Freunden auch nicht ausgeschlossen vor, wenn sie über ihre Beziehungen reden. Dann erzähle ich eben von meinen WG-Mitbewohnern.« Norbert, 49, erntet von seinen Freunden echtes Verständnis: »Mein Bekanntenkreis nimmt das Thema ganz anders wahr als die Medien. Singles, auch Dauer-Singles, gelten als normal. Niemand hält das Single-Leben für erstrebenswert. Und alle wissen, dass es nicht so leicht ist, das mal eben so zu beenden.« Ob ein Outing sinnvoll ist oder nicht, welche Reaktionen zu erwarten sind und wie es danach weitergeht, hängt ganz stark von der Person oder der Personengruppe ab, gegenüber der ein Betroffener diesen Schritt wagt. Es ist eine Frage, die nicht pauschal beantwortet werden kann. Vielmehr sollte sie von Einzelfall zu Einzelfall entschieden werden, nachdem sich der Betroffene reiflich überlegt hat, was er sich davon verspricht. Fest steht: Sorgfältig ausgewählte Mitwisser können eine ungeheure Erleichterung sein.

Der Schritt in die Öffentlichkeit

Wenn sie sich gegen ein Outing im Familien- oder Freundeskreis entscheiden oder wenn sie dort nicht auf das erhoffte Verständnis stoßen, bleibt den Betroffenen die Möglichkeit des

Austauschs mit anderen Betroffenen im Onlineforum. Bringt das was? Die Antworten sind auch hier sehr unterschiedlich. Bernhard, 26, betrachtet die Community kritisch und nennt dafür ein Argument, das sonst häufig von betroffenen Frauen zu hören ist: »Die Diskussion in den AB-Foren erschöpft sich oft in endlosen Theoriedebatten. Beim Mitlesen kann man höchstens lernen, dass es immer jemanden gibt, dem es noch dreckiger geht als einem selbst.« Die meisten Absolute Beginners empfinden den Austausch im Internet jedoch grundsätzlich als positiv, auch wenn er seine Grenzen hat. »Das Forum taugt vielleicht als Erste-Hilfe-Station, aber es ist auch der Feind jeder Individualität«, resümiert Christine, 43, etwas gespalten. »Wer sich dort länger herumtreibt, wird auf Linie gebracht. Am Ende klingen alle Argumentationen gleich. Und keiner kommt mehr mit Lösungsideen.« Jörg, 33, sieht das als Moderator eines AB-Forums natürlich anders: »Man gewinnt wichtige Erkenntnisse über sich selbst, wenn man dort aktiv ist. In den Geschichten der anderen erkenne ich eigene Verhaltensweisen wieder und kann gegenüber mir selbst die Perspektive des Beobachters einnehmen.« Norbert, 49, als Beispiel für einen älteren Absolute Beginner, betrachtet die Foren aus der Perspektive desjenigen, der lange Zeit ohne sie klarkommen musste: »Ich hätte mir die linke Hand abgehackt, wenn ich dafür so etwas wie das Internet schon in meiner Jugend bekommen hätte! Mit Leuten schwätzen, die das gleiche Problem haben wie ich, das hat schon was.« Insgesamt betrachtet kann es sicher eher nutzen als schaden, einmal im Internet nachzusehen, wie es den Schicksalsgenossen so geht und ob man aus ihren Geschichten etwas lernen kann. Dabei sollte jedoch keine allzu hohe Erwartungshaltung aufgebaut werden. »Auch wenn ich die AB-Gemeinde über die Jahre hinweg liebgewonnen habe, den Austausch untereinander für sinnvoll halte und mich kaum noch vom Forum trennen kann, muss am Ende jeder selbst sehen, wie er klarkommt«, sagt Sascha, 29, ernüchtert.

Von den Absolute Beginners, die in den Internetforen Schicksalsgenossen, Verständnis und Unterstützung gefunden haben, treffen sich etliche bei sogenannten AB-Treffen überall in Deutschland, um einander auch persönlich kennenzulernen. Das können kurze Städtetrips mit ein paar wenigen Teilnehmern sein oder mehrtägige gemeinsame Reisen in der großen Gruppe, gegenseitige Besuche oder eine gemeinsame Sylvesterparty. »Ich fühle mich unter anderen ABs nicht mehr ganz so elend«, erklärt Jörg, 33, den Grund für seine Teilnahme: »Ich kann das Thema anschneiden, wann immer mir danach ist, ohne dass es mir peinlich sein muss. Das, was im Alltag unter anderen Menschen eine Außergewöhnlichkeit war, wird plötzlich zu etwas Gewöhnlichem. Es entsteht eine angenehme Normalität.« Wer einmal dabei war, berichtet nachher nichts Negatives. Auch Marco, 31, nicht: »Ich muss nichts verheimlichen, kann ganz ich selbst sein. Ich mag diese unbeschwerten Momente. Und auch wenn ich sie nicht zu meinen Freunden zähle, sind mir die ABs von den Treffen bisher alle sympathisch gewesen. Es sind überwiegend zurückhaltende Menschen, so wie ich.«

Ein neuer, zusätzlicher Bekanntenkreis, der nur aus Absolute Beginners besteht, ist für manche Betroffene die Antwort auf die Frage, ob oder wie detailliert sie ihre Freunde einweihen sollen oder nicht. Mit ihren Schicksalsgenossen aus dem Forum teilen sie hauptsächlich ihr Problem, mit den Freunden aus dem privaten Umfeld alle anderen Aspekte ihres Lebens. Was nicht heißt, dass im Kreise der ABs nicht auch über Kinovorlieben diskutiert würde oder dass die privaten Freunde überhaupt nichts von der unfreiwilligen Beziehungslosigkeit erfahren dürfen. Nur muss ein Betroffener seine Hoffnung, gleichzeitig verstanden und abgelenkt zu werden, über sein Problem sprechen zu können, aber nicht mit nervigen Fragen belästigt zu werden, offiziell »anders« sein zu dürfen und dennoch ganz »normal« behandelt zu werden, nicht mehr auf eine einzige Person oder einen einzigen Personenkreis richten.

Selbst wenn die Eltern und die Freunde Bescheid wissen und ein reger Kontakt zur Onlineszene besteht, ist der Schritt in die Öffentlichkeit immer noch weit. Manche ABs vermeiden ihn bewusst, weil sie finden, ihre Beziehungslosigkeit geht niemanden da draußen etwas an. Andere haben schlicht Angst vor der

Reaktion der Arbeitskollegen oder befürchten echte Nachteile durch ein Outing, so wie Simone, 25: »Als Erzieherin, die selbst keine Kinder hat, muss ich schon hart genug um Anerkennung kämpfen. Wenn ich jetzt auch noch zugebe, dass ich noch nie eine Beziehung hatte, wäre es vermutlich noch schwerer.« Auch Rainer, 43, glaubt, dass Absolute Beginners weit über den Bereich der Partnerschaft hinaus für unfähig gehalten werden und behält sein Geheimnis in der Öffentlichkeit daher lieber für sich: »Ich kann mir durchaus vorstellen, dass bestimmte Kunden mich nicht mehr als vollwertige Fachkraft akzeptieren würden, wenn sie wüssten, dass ich völlig unerfahren bin, auch wenn das natürlich überhaupt nichts miteinander zu tun hat.« Für Ahmet, 22, wäre das Outing in der Öffentlichkeit nur dann sinnvoll, wenn er sich davon die Lösung seines Problems versprechen dürfte: »Selbst wenn wir Absolute Beginners kein gesellschaftliches Tabu mehr wären und ich frei darüber sprechen könnte … würde sich dann plötzlich eine Frau für mich interessieren? Das glaube ich nicht.«

So verständlich die Entscheidung eines Betroffenen ist, seine unfreiwillige Beziehungslosigkeit auf der Arbeit, im Sportverein oder gegenüber neuen Bekannten zu verschweigen, so sehr steht sie dem Wunsch der großen Mehrheit der Absolute Beginners entgegen, in der Öffentlichkeit wahrgenommen zu werden. »Je mehr Menschen heute ihre Unerfahrenheit verschweigen, umso schwieriger wird das Outing in der Zukunft«, prophezeit Diplom-Pädagoge Olaf Wickenhöfer in Arne Hoffmanns Buch *Unberührt:* »Zum einen ist dem Großteil der Bevölkerung nicht klar, wie viele Menschen ohne Beziehungserfahrung tatsächlich existieren. Zum anderen wird die Brisanz eines verpassten Einstiegs in das Beziehungsleben sowohl von Laien als auch von vielen Wissenschaftlern völlig verkannt.« Der Soziologe Stefan Hradil ergänzt: »Die Fehlinformationen in der Öffentlichkeit beschränken sich nicht auf die Zahl von Alleinlebenden und Singles. Auch darüber, wie und unter welchen Bedingungen Singles leben, kursieren viele Vorurteile.« Das muss sich ändern, da sind sich alle ABs einig, doch die wenigsten stehen öffentlich – zum Beispiel in den Medien – mit ihrem Namen und ihrem Gesicht zu ihrem Problem. Auch die meisten Protagonisten dieses Buches haben ihren Namen geändert. Wenn Kommunikation zwischen Betroffenen und Nichtbetroffenen stattfindet, dann meist anonym im Internet oder persönlich im engsten Umfeld eines Absolute Beginners. Das reicht aber nicht aus, um gesellschaftliche Vorurteile abzubauen und einen echten Wandel im Miteinander herbeizuführen.

»Erstmal ist es wichtig, dem AB wirklich zuzuhören und ihn zu respektieren«, rät Selfmade-AB-Experte Wolfgang Cronrath allen Nichtbetroffenen, die sich einem AB im Bekannten- oder Freundeskreis gegenüber »richtig« verhalten möchten. »Dazu gehört zum Beispiel, dass man seine Aussagen über Erlebnisse und Gefühle wie ›Mich hat bisher jede Frau abgelehnt‹ oder ›Ich finde es unerträglich, keinen Partner zu haben‹ nicht mit einer Aufzählung der vermeintlichen Vorteile des Single-Daseins zu relativieren versucht oder gar als Unfug abtut. Die beschriebenen Erlebnisse und Gefühle sind nun mal subjektive Fakten, und der AB hat ein Recht darauf, dass sie akzeptiert werden. Manche Leute kommen einem gleich mit ihrer laienhaften Ursachenforschung: ›Du bist bestimmt schwul‹, ›Du hast ja gar kein Interesse an einer Beziehung‹ oder ›Du bist selber schuld, dass du allein bist‹. Ich würde mir wünschen, dass mein Gegenüber offen zugibt, dass er vom Thema unfreiwillige Beziehungslosigkeit keine Ahnung hat, und stattdessen einfach fragt und zuhört. Wenn man sich wirklich auf den Wissensstand und die Erlebnisse anderer Menschen einlässt, dann werden deren Einschätzungen und Probleme plötzlich nachvollziehbar. Und nur so kann eine gemeinsame Basis entstehen, die für eine echte Freundschaft taugt.«

Auch die Interviews, die diesem Buch zugrunde liegen, verraten, welche Reaktionen sich die Absolute Beginners von der Öffentlichkeit erhoffen. Lucy, 26, sagt ganz deutlich: »Ich wünsche mir werder Verständnis noch Interesse, sondern einfach nur keine negative Resonanz.« Sarah, 28, bemängelt: »Die Allerwenigsten kommen und fragen wirklich interessiert: Warum ist das denn bei dir so? Kann ich dir irgendwie helfen?« Und Jörg, 33, hat nur den einen Wunsch, dass sich die Nichtbetroffenen, mit denen er zu tun hat, einfach mal klar äußern, damit er aus seinen Fehlern lernen kann: »Wenn ich wieder mal einen Korb bekomme und die Frau frage, warum sie mich nicht lieben kann, bekomme ich nie eine konkrete Antwort oder konkrete Gründe. Nie etwas, das ich verstehen oder ändern könnte.«

Viele Protagonisten dieses Buches haben sich deshalb dafür entschieden, hier ihre Geschichte zu erzählen, weil sie ganz konkrete Botschaften an die Öffentlichkeit haben: »ABs sind keine Freaks, sie sind nicht unnormal«, betont Lara, 28. »Wir sind Menschen, die eine variierte oder verzögerte Entwicklung durchmachen. Und so falsch kann ich das gar nicht finden, wenn ich bloß mal in die Zeitungen schaue und Überschriften lese wie: ›Mutter mit 13!‹ Lieber ein bisschen später seine Erfahrungen sammeln als so früh, dass sie einem die ganze Kindheit ruinieren.« Rainer, 43, möchte vor allem das Gesamtbild geraderücken: »Wenn sich ein AB offenbart, treten all seine Eigenschaften, Fähigkeiten und Kenntnisse in den Hintergrund. Er wird reduziert auf den einen Aspekt, dass er zu doof ist, eine Partnerin zu finden. Dabei macht mehr als nur diese Eigenschaft einen Menschen aus. So lange ich Angst davor habe, mich als AB zu outen, weil ich sofort als Grundsatzverlierer gebrandmarkt werden würde, ist noch Aufklärungsarbeit angesagt.« Ahmet, 22, möchte Ursache und Wirkung voneinander getrennt betrachtet wissen. Schließlich macht es einen Unterschied, ob eine Person wegen ihres eigenbrötlerischen Charakters vom Partnermarkt ausgeschlossen wurde, oder ob sie erst durch den Ausschluss zum Eigenbrötler geworden ist: »Oft wird ABs vorgehalten: ›Du hast einfach zu wenig Selbstbewusstsein.‹«, sagt er. »Um geheilt zu werden, müssten sie also bloß mehr Selbstbewusstsein entwickeln. Nur: Selbstbewusstsein lässt sich nicht herbeizaubern. Es entsteht durch Liebe, Geborgenheit und Sicherheit im Elternhaus und später in einer Partnerschaft. Selbstbewusstsein entsteht nicht aus dem Nichts, sondern es ist das Resultat aus der Resonanz, die wir von unserer Umwelt bekommen.« Wenn Lucy, 26, ihre Botschaft an die Öffentlichkeit formuliert, geht es ihr weniger um sich selbst als um die nächste Generation von Absolute Beginners, der sie zu einem einfacheren Umgang mit der Unerfahrenheit verhelfen möchte: »Es gibt 16-Jährige, die sich unnormal vorkommen, weil sie noch keinen Sex hatten. Und das darf nicht sein. Gerade weil unsere Medien so stark sexualisiert sind und ein völlig falsches Bild von der sexuellen Realität aufbauen, muss die Öffentlichkeit besonders intensiv für das Thema Unerfahrenheit sensibilisiert werden.«

Wer sich wirklich und ehrlich auf die Geschichten der Betroffenen einlässt, wird feststellen, dass die Klischees, die wir gemeinhin mit einem (weiblichen oder männlichen) »Mauerblümchen« assoziieren, zwar ihre Berechtigung haben, aber bei weitem nicht flächendeckend zutreffen. Wenn wir uns zum Beispiel unter einem Absolute Beginner einen sehr zurückhaltenden Menschen vorstellen, wird das von vielen Protagonisten bestätigt, die berichten, etwas nicht zu können, was andere Menschen scheinbar von Natur aus können: auf andere zugehen, locker plaudern und mit dem anderen Geschlecht in Kontakt treten. Aber es gibt auch das Gegenteil: Marco, 31, hat nun wirklich kein Kommunikationsproblem in der Gegenwart von Frauen: »Ich kann Smalltalk mit ihnen führen, ich kann sie zum Lachen bringen. Meine humorvolle Art ist eigentlich eine tolle Sache. Nur – sobald die Unterhaltung mit einer Frau einigermaßen läuft, fürchte ich mich, diese sichere Position aufzugeben und mal eine Bemerkung einzuflechten, die nicht komisch, sondern ernst gemeint ist.« Genauso sind Absolute Beginners nicht per se missmutige Einzelgänger, die sich in allen Bereichen des Lebens der Gruppe verweigern. Zwar geben einige zu Protokoll, dass sie die Gesellschaft von anderen sehr anstrengt und dass sie ihren Rückzugsraum brauchen, doch genauso viele fangen ihre Einsamkeit durch einen großen Freundeskreis auf, mit dem sie ständig unterwegs sind. »Alle Untersuchungen stimmen darin überein, dass Singles in der Regel nicht isoliert leben, sondern im Gegenteil relativ große ›Netzwerke‹ unterhalten«, schreibt der Soziologe Stefan Hradil in seinem Buch. Demnach sind gerade Singles Meister der Kunst, einen Bekanntenkreis zu pflegen, da sie mehr auf ihre Freunde angewiesen sind als verpartnerte Menschen mit Familienanhang. Aus dem Abgleich der Klischees mit der Realität der Absolute

Beginners lässt sich lernen, dass es unfair wäre, alle Betroffenen über einen Kamm zu scheren. Und dass es wichtig ist, ihnen völlig unvoreingenommen gegenüberzutreten, wenn einem daran liegt, sie zu verstehen.

Tipps und Ratschläge von ABs für ABs

In den Geschichten der Betroffenen finden sich wertvolle Anregungen dazu, wie es gelingen kann, besser mit der unfreiwilligen Beziehungslosigkeit umzugehen. Oder, wie ein erster Schritt aussehen kann, der eines Tages aus der unfreiwilligen Beziehungslosigkeit herausführen wird. Die Interviews zeigen sehr deutlich, dass auch die Unerfahrenen ihre Erfahrungen sammeln, die sie immer besser für den Umgang mit ihrer Situation und mit dem anderen Geschlecht ausrüsten – auch wenn der Prozess langsamer vorankommt als bei Menschen mit einem vermeintlich gewöhnlichen Liebeslebenslauf. Zunächst geht es darum, sich selbst kennen- und lieben zu lernen und auch anderen Dingen im Leben Raum zu geben. »Lasst euch nicht hängen und nehmt das Leben, wie es eben ist, macht irgendwas, wofür euer Herz schlägt, und interessiert euch für eure Umwelt und eure Mitmenschen«, schlägt Norbert, 49, vor. Gleich mehreren ABs hat ein Ortswechsel und/oder Jobwechsel geholfen, auch ihr altes, leidendes Ich hinter sich zu lassen. So gelang es ihnen, im neuen Umfeld ganz anders wahrgenommen zu werden als von den alten Bekannten, und ein positiveres Selbstgefühl zu entwickeln. »Weil jetzt so viele andere Eindrücke auf mich einprasseln, habe ich gar keine Zeit mehr für negative Gefühle«, erzählt Bonnie, 33. »Der neue Job, die neue Stadt, und ich bin weg von Mutters Rockzipfel. In meiner neuen Wohnung fühle ich mich seit einem halben Jahr richtig wohl. Ich kann jetzt wieder was mit mir anfangen und habe auch wieder angefangen, was für mich zu tun.« Bernhard, 26, lässt keine Entschuldigung gelten, wenn es darum geht, selbst aktiv zu werden. Probleme, meint er, sind nicht dazu da, tatenlos darunter zu leiden, sondern sollten als Herausforderung betrachtet werden. »Zum Erwachsenwerden gehört ganz zentral dazu, Verantwortung für das eigene Leben zu übernehmen und es nach eigenen Vorstellungen zu gestalten.« Wie wir bereits gehört haben, hat Bernhard eine ganze Palette an verschiedenen Mitteln gegen seine Unerfahrenheit und Beziehungslosigkeit parat: von der Psychotherapie über Reiki-Massagen bis hin zu Escort-Begleiterinnen.

Nicht jeder Absolute Beginner, der sich auf dem Weg der Besserung sieht, ist derart umfangreich gewappnet, aber jeder von ihnen kann ein oder zwei Dinge nennen, die ihm persönlich geholfen haben. Obwohl die Aussage: »Was soll ich mit einem Psychiater, der kann mir auch keinen Partner verschreiben?!« in den Gesprächen immer wieder fiel, empfiehlt Hugo, 40, eine Therapie: »Da kann eigentlich nur eine Sache den Erfolg behindern: falsche Erwartungen. Wenn ich sage: ›Heute fange ich mit der Therapie an und nächsten Sommer werde ich dann mit meiner ersten Freundin im Sonnenuntergang am Meer sitzen!‹, dann ist dieser Versuch schon von Anfang an zum Scheitern verurteilt. Das Ziel muss sein, mit sich selbst klarzukommen.« Auch Marco, 31, hat entdeckt, dass es vielversprechender ist, sein Leben für sich selbst zu ändern als für die potentielle Partnerin, die möglicherweise irgendwann einmal von den Veränderungen profitieren wird: »Seit drei Jahren bin ich auf dem Weg der Besserung. Jetzt achte ich mehr auf meine Kleidung, habe mit einem leichten Krafttraining angefangen und meine Körperhaltung verbessert. Es gibt mir sehr viel, attraktiver zu sein als noch vor einigen Jahren. Ich entferne mich immer weiter von den negativen Gedanken, die mein Leben bestimmt haben, und das tut mir gut. Ich sage öfter mal spontan: ›Ja!‹.« Lara, 28, pflichtet Marco bei. Genau wie man einem Raucher sagt, die Motivation aufzuhören müsse aus ihm selbst kommen, sagt sie einem Absolute Beginner: »Die beste Freundin kann einen auch noch so oft auffordern, sich zu ändern: Das bringt einfach nichts. Nur, wenn man sich selbst ändern will und für das Neue öffnet, wird man Erfolg haben.« Genauso wie es wichtig ist, seine persönliche Einstellung zu überdenken, sollten auch fragwürdige gesellschaftliche Standards geprüft werden, die viele von uns kritiklos für sich übernommen haben, meint Verena, 26. Sie beklagt sich darüber, dass wir uns im Allgemeinen zu sehr an oberflächlichen Ersturteilen orientieren, und sieht Abhilfe genau in der Umkehr dieses Trends: »Eine Lösung für ABs könnte sein, wenn sie sich einfach mal die Mühe machen würden, potenzielle Partner auch dann näher kennenzulernen, wenn sie einen im ersten Moment nicht gleich umhauen. Es gibt viele Menschen, die beim zweiten Blick den Eindruck vom ersten mehr als wettmachen. Nur leider nehmen wir uns selten die Zeit für den zweiten Blick.«

Das Motto, das in den Gesprächen für dieses Buch und in den AB-Foren im Internet immer wieder auftaucht, lautet: »Einmal AB, immer AB.« Die vielfältigen Reaktionen darauf zeigen, wie unterschiedlich die ABs ihre Möglichkeiten einschätzen, gute Ratschläge von Experten und Schicksalsgenossen umzusetzen und aktiv etwas an ihrer Situation zu ändern. Für manche Betroffene schmälert es die Hoffnung, jemals ein »normales« Liebesleben führen zu können, und damit auch ihre Bereitschaft, darauf hinzuarbeiten. Andere wiederum verstehen es als Hinweis, ihre Erwartungen an eine Beziehung nicht zu hoch zu hängen, weil ein Partner nicht automatisch alle Probleme, die im eigenen Charakter verankert sind, vom Tisch fegen kann. Für Charly, 39, ist – obwohl er seit drei Jahren seine allererste Beziehung lebt – ganz klar: »AB bleibt man fürs Leben, denn in der Vergangenheit wird immer was fehlen. Da gibt es eine Lücke im Lebenslauf, die sich nie schließen wird. Eine Lücke, die prägt.« Bonnie, 33, setzt dagegen absolut romantisch darauf, dass der Mann, der sie eines Tages aus ihrer unfreiwilligen Beziehungslosigkeit erlöst, sie zu einem völlig neuen Menschen machen wird: »Wenn man den Richtigen trifft, sind all die Ängste und Unsicherheiten, die bis dahin das Leben dominiert haben, in null Komma nix vergessen.« Einen Kompromiss zwischen diesen beiden extremen Einstellungen findet Christine, 43. Die Romantik ist genauso wenig ihr Ding wie der Fatalismus: »Ich mag es einfach nicht, wie die sich den Stempel ›einmal AB, immer AB‹ aufdrücken. Für viele scheint es das beherrschende Lebensthema zu sein, das alles andere überlagert.

Dabei sind wir ABs doch nicht die Einzigen, die ihre Last zu tragen haben und ihre Probleme. Jeder Mensch hat doch mit zunehmendem Alter Dinge erlebt, die nicht so gelaufen sind, wie er sich das gewünscht hätte, und die ihn nun prägen. Jeder hat seine Macke weg.«

AB-Urvater Lion versucht zu erklären, wie das Motto »einmal AB, immer AB« ursprünglich gemeint war: »Dass jemand AB wird, hat immer ein Sammelsurium von Ursachen. Und die prägen ihn. Die verschwinden nicht einfach, auch wenn er irgendwann einen Partner findet. Keiner kann schließlich seine gewachsene Persönlichkeit und seine Vergangenheit so einfach abschütteln. Einem AB fehlt noch dazu das Fundament, das andere sich in der entsprechenden Lebenssaison gegossen haben. Er hat noch nie einen ›echten‹ Liebeskummer überstanden, er hat noch nie die Erfahrung gemacht, dass es danach wirklich weitergeht. Und das lässt ihn mehr zweifeln als andere Menschen. Er weiß ja gar nicht, ob er überhaupt dazu geeignet ist, eine dauerhafte Partnerschaft zu führen.« Doch die Geschichten der Ex-ABs, um die es im folgenden Kapitel gehen wird, beweisen, dass man verpasste Erfahrungen durchaus bis zu einem gewissen Grad nachholen und von dort aus zuversichtlich weitermachen kann. Es ist möglich, sich als Quereinsteiger individuelle Wege zu suchen, statt die ausgetretenen Pfade um jeden Preis noch schnell abzulaufen: »[Dass es Leute gibt, die noch in fortgeschrittenem Alter erstmals einen Partner finden] spricht dafür, dass ein genügend großes Selbstbewusstsein offenbar zur Kompensation gewisser ›Wissensdefizite‹ (Flirten, sexuelle Praktiken, körperliche Annäherung, etc.) dienen kann«, versichert auch der Diplom-Pädagoge Olaf Wickenhöfer gegenüber Buchautor Arne Hoffmann in *Unberührt*.

Selbstverständlich haben die wenigen Wissenschaftler und Journalisten, die sich ausführlich mit dem Phänomen der Absolute Beginners befasst haben, Vorschläge parat, wie die Betroffenen der AB-Falle entkommen können. So rät der US-Psychologe Dr. Brian Gilmartin in seinem Buch *Shyness & Love* zu einer seelischen Rundumerneuerung, die ohne die Hilfe eines Therapeuten auskommt. Er empfiehlt, die äußere Attraktivität zu steigern, sich auch mit Nicht-Traumfrauen zu verabreden, sich nicht allzu sehr auf seine eigene Wirkung zu konzentrieren, sondern das Herz sprechen zu lassen und sich durch positive Selbstbestätigung von der negativen Gedankenspirale abzulenken. Auch Buchautor Arne Hoffmann schließt in *Unberührt* mit einigen praktischen Vorschlägen. Dabei geht es darum, sich einzugestehen, dass man ein Problem hat, sein Sozialleben zu pflegen – auch wenn es anstrengend ist – und über Hobbys Kontakte zu suchen. Es geht darum, Körpererfahrungen zu machen, sei es in Form von Yoga oder Tanzkursen, und insgesamt weniger zu denken und mehr zu handeln.

Die Absolute Beginners jedoch wünschen sich viel konkretere Tipps, weiß Selfmade-AB-Experte Wolfgang Cronrath, der selbst ein ehemaliger Betroffener ist. Er liest seit Jahren alles, was es zum Thema Beziehungsanbahnung zu lesen gibt, und hat sich im Laufe der Jahre mit zahlreichen Absolute Beginners ausgetauscht. Er setzt sich leidenschaftlich für die Aufklärung der Öffentlichkeit ein und ist auf diversen Informationsplattformen im Internet aktiv. Wenn es um die Frage geht, was einem AB wirklich helfen könnte, um mit seiner Situation besser zurechtzukommen oder sogar aus ihr auszubrechen, hat er einiges dazu beizutragen.

Wolfgang, erzählst du uns kurz deine eigene Geschichte?

Ich hatte aus verschiedenen Gründen einen schweren Start ins Erwachsenenleben: Mobbingerfahrungen, andere Interessen als die meisten, wenige Freunde und natürlich keine Freundin. Während des Physikstudiums habe ich zwecks Selbsterfahrung eine Weltreise gemacht. Dadurch habe ich erfahren, dass man sein Leben abwechslungsreich gestalten muss, um interessante Geschichten erzählen zu können und so mehr positive Beachtung zu finden. Das fehlt vielen ABs. Meine erste Freundin ist, als ich Mitte 20 war, aber genau so auf mich aufmerksam geworden.

Nach meinem Diplom war ich oft privat und für wissenschaftliche Forschungsarbeiten in Japan und habe viel unternommen, um eine Partnerin zu finden. Dabei habe ich so ziemlich alles falsch gemacht, was man falsch machen kann, viel Lebenserfahrung gesammelt und am Ende meine japanische Ehefrau kennengelernt. Meiner Unzulänglichkeiten bin ich mir nach wie vor bewusst, und ich kann mich auch noch gut in ABs hineinversetzen. Ich kenne jetzt beide Seiten der Mauer, und nur wer beide Seiten kennt, weiß, wie man die Mauer überwindet. Für alle anderen ist es schwer, die jeweils andere Seite zu begreifen.

Was kannst du einem Absolute Beginner raten, der selbst keinen Ausweg aus seiner Situation findet?

Vor allem sollte er sich erst mal auf die Dinge konzentrieren, die er an sich selbst und unabhängig von Dritten ändern kann. Zum Beispiel kann er dafür sorgen, dass er seine Lebensqualität steigert und sich Zwischenziele für die Entwicklung seiner Persönlichkeit setzt, bevor die Partnersuche überhaupt ins Spiel kommt. Meiner Erfahrung nach gibt es nicht die eine große Chance, sondern viele kleine, und darum ist es wichtig, einen Lebensstil zu pflegen, durch den sich viele solcher kleinen Chancen ergeben. Die Partnersuche darf nicht das einzige Ziel sein, mit dem man aus dem Haus geht und Leute kennenlernt, sondern sie sollte möglichst Kräfte schonend in den Alltag integriert werden. Ansonsten artet ein Dating-Marathon leicht zur unerträglichen Durststrecke aus. Und nicht zuletzt: Die Partnersuche kann manchmal ein paradoxes Unternehmen sein. Gerade die Verhaltensweisen, die aus Sicht eines ABs zum Erfolg führen müssten, tun es nicht – und umgekehrt.

Ich rate einem Absolute Beginner, der einen Ausweg aus seiner Situation sucht, kommunikative Strategien, Fertigkeiten und Feinheiten im Rahmen des Flirts genau zu beobachten und sich Rückmeldung von Dritten zu holen. Ein aktuelles Beispiel aus dem Forum: Ein Mann sagt zu einer Frau: »Wollen wir uns morgen einen Film im Kino X anschauen?« Der Satz klingt harmlos und ist wahrscheinlich auch angebracht, wenn die Frau Interesse an ihm als Mann hat. Wenn sie jedoch kein Interesse an ihm hat, ist sie vielleicht genervt und hält ihn sogar für langweilig, weil er seine Freizeitgestaltung von ihr abhängig macht. Dann ist eher ein Satz angebracht wie: »Ich gehe morgen ins Kino und schaue mir X an. Kommst du mit?« Das suggeriert in dieser Phase, dass er ein eigenes Leben führt.

Eine Einschätzung, ob in einer konkreten Situation die Frau wohl Interesse hatte, und wenn nicht, warum nicht, bekommt man am besten von sehr guten Freunden, die dabei waren, aus Diskussionsforen oder durch Therapiegruppen (vom Datingpartner bekommt man ja bekanntermaßen fast nie eine Rückmeldung).

Einmal darauf aufmerksam gemacht, wird ein AB bald die große Bedeutung solcher Feinheiten für die »Kommunikation zwischen den Zeilen« erkennen und sollte sein Verhaltensrepertoire erweitern und ausprobieren. ABs tendieren dazu, sich zu sehr an potentielle Partner anzupassen, einen unverbindlichen Flirt zu ernst zu nehmen und zu bedürftig zu wirken. Daher sollten sie in Flirtsituationen eigene weitergehende Absichten ganz weglassen und mal Neues ausprobieren und dann schauen, wie sich das Gespräch entwickelt. Wichtig ist, dass ABs lernen, das Gegenüber richtig einzuschätzen und ohne groß nachzudenken richtig zu reagieren. Es erfordert aber viel Übung, bis einem in einer gegebenen Situation nicht erst nach drei Tagen, sondern schon nach drei Sekunden die passende Antwort einfällt.

Solche Tipps sind aber nur selten und erst recht nicht AB-gerecht niedergeschrieben worden. Bis ein AB (Mann oder Frau) sie beherrscht, wird er wahrscheinlich einen Entwicklungsprozess von mehreren Jahren hinter sich gebracht haben. Er muss also Geduld aufbringen. Einen Partner zu finden, bleibt schwierig. Aber es ist möglich.

Und welche Art von Ratschlägen ist nicht hilfreich?

Was überhaupt nicht hilft, ist, einem AB Tipps für einen gelungenen Flirt zu geben oder eine nette Disco zu empfehlen, in der man leicht mit anderen ins Gespräch kommt. Ratschläge für ABs, die wirklich helfen sollen, müssen immer konkret auf seinen Hintergrund, auf seine Situation, auf die Ursachen für seine Probleme mit dem anderen Geschlecht abzielen.

Ist es nicht gefährlich, einem Menschen ohne psychologische Ausbildung Ratschläge zu geben, der tiefsitzende seelische Probleme hat? Selbst Ratgeberautoren pulvern ja manchmal oberflächliche Tipps in die Atmosphäre, ohne zu bedenken, dass die Betroffenen sich daran klammern wie an die letzte Boje auf weiter See.

Das stimmt leider. Manche Tipps sind aber auch einfach missverständlich formuliert, weil sie von »Normalos« und ABs unterschiedlich interpretiert werden. Wenn man einem AB zum Beispiel vorschlägt: »Sei ehrlich!«, dann geht er schnurstracks zum Objekt seiner Begierde, gesteht ihm in ungeübten Worten seine Liebe und erlebt garantiert die nächste Abfuhr. Er braucht eine genaue Erklärung, welche Art von Ehrlichkeit gemeint ist, nämlich die Ehrlichkeit, selbstbewusst zu dem zu stehen, was man ist, und sich nicht zu verstecken. Oder ein anderes Beispiel: Wenn ein sowieso schon schüchterner AB in einem Single-Ratgeber liest, dass Männer Frauen gegenüber zurückhaltender sein sollten, weil sie oft zu plump und offensiv rüberkommen, dann endet das damit, dass der AB überhaupt keinen Ton mehr rausbringt. Mit seinem Hintergrund muss er den Tipp, den die Ratgeberautoren nicht an einen AB, sondern an den dreisten Proll gerichtet haben, einfach falsch verstehen.

Dasselbe gilt doch für all die konkreten Anweisungen, die sich die Absolute Beginners gegenseitig geben. Meinen Recherchen zufolge wünschen sich Absolute Beginners eine ganz genaue Anleitung: Wann erwartet mein Gegenüber eine schlagfertige Antwort, wann eine souveräne? Wann sage ich, dass ich verliebt bin? Ist Händchenhalten Pflicht? Wann beginnt eine Beziehung? Aber würde es helfen, auf diese Fragen eine Antwort zu bekommen? Das führt doch nur zu einem total verkrampften Umgang miteinander …

Es ist natürlich absurd und überflüssig, einem AB zu raten, auf welchen Teil des weiblichen Oberschenkels er nach einem gelungenen Witz seine Hand legen soll, um ihr Interesse zu wecken. Beim Flirten spielen viele weitere Rahmenbedingungen eine Rolle, die in die Bewertung einer konkreten Situation mit einfließen müssen. Aber ABs haben nun einmal unzählige Fragen, und das kann man ihnen nicht verübeln. Immerhin sind sie mit allem, was sie bisher gemacht haben, bei Frauen gescheitert: ob mit oder ohne Intuition, ob spontan oder kalkuliert. Sie wollen also wissen: Ist es schon ein Zeichen von Zuneigung, wenn mich eine flüchtige Bekannte bittet, ihr Bierglas zu halten, damit sie aufs Klo gehen kann? Wie hoch, oder besser, wie niedrig sind die Erfolgsaussichten bei einem Date? Wie verbindlich ist ein Flirt? Darf ich mit mehreren Menschen gleichzeitig flirten? Darf ich mit Menschen flirten, die gebunden sind? Darf ich gar jemandem den Partner ausspannen? Und es gibt durchaus ein paar Antworten auf diese Fragen, ein paar konkrete Verhaltenshinweise, mit denen ein AB meistens richtigliegt. Die Erfahrung zeigt: Einem Schwarm seine Liebe zu gestehen, geht oft schief, eine Frau zu fragen, ob es okay ist, dass man sie gleich küssen wird, auch. Immer zur Stelle zu sein, wenn Trost und Hilfe gebraucht werden, führt aber meistens dazu, dass man auf der »Kumpelschiene« landet. In manchen Punkten sind sich Männer und Frauen eben doch gleich. Erst wenn ein AB das Prinzip dahinter verinnerlicht hat, kann er sich auch wieder unverkrampft unter Leute begeben und ein Gespür für etwaige Ausnahmen entwickeln.

Denn klar gibt es Situationen, in denen es dann doch genau andersrum läuft. Aber wenn man in Liebesdingen keine Erfahrungen hat, dann fährt man mit den oben genannten Grundregeln eigentlich ganz gut. Es sei denn, man verliebt sich in einen anderen AB. Da gelten dann wieder ganz andere Regeln. Ich kenne ein AB-Paar, beide Mitte 20, die sich auf einem Forentreffen kennengelernt haben. Noch vor dem ersten Kuss fragte er sie am Telefon: »Haben wir denn jetzt eigentlich schon eine Beziehung?« Ihre Antwort: »Hm, ich glaube ja.« Ich bin mir absolut sicher, dass die beiden damit auf dem freien Partnermarkt gnadenlos aufgelaufen wären. Und deswegen halte ich es für fast aussichtslos, wenn ein AB sich an die vage Möglichkeit klammert, es werde schon die Richtige vorbeikommen, »die mich so nimmt, wie ich bin«.

Danke, Wolfgang!

Die Schwierigkeit für einen Absolute Beginner, der sich auf den Weg macht, sein Problem zu überwinden, besteht darin, zwei scheinbar widersprüchliche Strategien zu vereinbaren: Sich einerseits zu outen und gegenüber Freunden, in der Öffentlichkeit und später auch in der beginnenden Partnerschaft selbstbewusst zu seiner »Besonderheit«, der Unerfahrenheit, zu stehen, und sich gleichzeitig in Sachen Partnersuche, Flirt und Dating möglichst unauffällig zu verhalten, um auf dem Partnermarkt mithalten zu können. »Wie soll man suchen, ohne den Eindruck zu erwecken, dass man sucht?«, überlegt Charly, 39, Fachinformatiker. Trotz dieses scheinbar unauflösbaren Widerspruchs ist es ihm schließlich mit 36 Jahren gelungen, eine Partnerin zu finden.

Die Zeit bis Mitte 20 beschreibt er als seine »orientierungslosen Jahre«, in denen er Frauen aus der Ferne anschwärmte und sich noch als Spätzünder verstand. Er führt das unter anderem auf seine behütete Kindheit als stilles, ängstliches Einzelkind zurück. »Außerdem war ich schon immer ein hagerer, unsportlicher Typ. Einer der letzten, die beim Schulsport gewählt wurden, wie so viele ABs. Das hat mein Selbstbewusstsein natürlich nicht gerade positiv beeinflusst. Aber das Schlimmste war: Mit elf bekam ich Akne, unter der ich heute noch leide. Von wegen Pubertätskrankheit!« Zwischen Mitte 20 und Anfang 30 hatte Charly mehrere frustrierende Erlebnisse mit Frauen, bei denen er entweder den Moment verpasst hat, in dem er die Initiative hätte ergreifen sollen, oder auf der »Kumpelschiene« gelandet ist. »Ich habe in der Zeit einen schleichenden Prozess von einer allgemeinen Unzufriedenheit bis hin zur Torschlusspanik erlebt. Meine Partnerlosigkeit wurde nach und nach zu einem zentralen, alles beherrschenden Thema. Ich wollte nur noch eins: Normal sein. Und endlich das erreichen, was jeder Depp hinbekommt: Morgens zusammen mit einer Partnerin frühstücken, tagsüber wissen, da wartet jemand zu Hause auf dich, bei Unternehmungen mit Freunden nicht mehr das fünfte Rad am Wagen sein, endlich wissen, wem ich zu Weihnachten ein liebevoll ausgesuchtes Geschenk überreichen darf, und ganz einfach sagen können: ›Schaut her, das ist die Frau, die ich liebe. Ich bin glücklich.‹«

An seinem 34. Geburtstag erlebte Charly schließlich in der Disco seinen ersten Kuss: »Die Frau war 27, ich kannte sie flüchtig und fand sie auch nett, als sie mir an jenem Abend einen Zettel mit ein paar hingekritzelten Zeilen zusteckte: Geburtstagsglückwünsche und ob ich sie später nach Hause bringen würde? Irgendwann kam sie, nahm mich bei der Hand, zog mich in einen toten Winkel und schob mir ihre Zunge in den Hals. Ich war verwirrt, stellte mich ungeschickt an, aber vor allem dachte ich: ›Bääh, die schmeckt ja nach Kaugummi!‹ So was passiert doch sonst nur im Alptraum: Du freust dich wahnsinnig auf was und wirst im entscheidenden Moment total ernüchtert.« Was Charly nicht wissen konnte: Er hat hier seine erste »ganz normale« Erfahrung gemacht. Der allererste Kuss, zumal Zungenkuss, ist für die wenigsten Menschen gleich eine Offenbarung und für die meisten eher ein komisches Gefühl. Gar nicht mal, weil sie dabei irgendwas falsch machen, sondern einfach, weil es ungewohnt ist. Warum sollte ein Absolute Beginner das anders erleben – nur weil er länger darauf gewartet hat? Charly hat mit der 27-jährigen Discobekanntschaft dann auch seinen ersten Sex und einen weiteren »unschönen Quickie« erlebt, bevor sie ihn für einen anderen Verehrer sitzen ließ: »Nachdem sie bereits ein paar Mal neben mir übernachtet hat, zauberte sie plötzlich ein Kondom hervor. Ich dachte immer, Frauen brauchen ein Vorspiel. Nix da, sie kam gleich zur Sache. Monate später erfuhr ich, dass sie wegen zu viel Alkohol in jener Nacht einen derartigen Filmriss gehabt hat, dass sie von der ganzen Sache nichts mehr wusste.«

Charly reagiert frustriert und möchte die Angelegenheit nicht mal mehr sein echtes erstes Mal nennen. Auch in den anderen Gesprächen wurde immer wieder deutlich, dass Absolute Beginners sich zwar einerseits einen normalen Erfahrungshorizont wünschen, gleichzeitig aber irgendwie hoffen, die Phase des ungelenken Ausprobierens und der unschönen Erlebnisse ausklammern zu können. Dass negative Erfahrungen aber zu einem normalen Erfahrungshorizont dazugehören, wollen viele nicht wahrhaben. Stattdessen fühlen sie sich, wie Charly, vor den Kopf gestoßen nach dem Motto: Nun hab' ich schon ein schweres Los gezogen, indem ich Absolute Beginner bin, warum muss mir das Schicksal noch zusätzlich eins auswischen? Hier zeigt sich, dass Wolfgang Cronraths Tipp, sich die Meinung eines unbeteiligten Dritten einzuholen, ein guter ist – wenn dieser Dritte es schafft, die Perspektive geradezurücken. Natürlich entmutigt eine Erfahrung wie Charly sie gemacht hat, und man wünscht sich ein anderes Szenario für sein erstes Mal. Aber: Solche oder zumindest ähnlich frustrierende Erfahrungen gehören auch für viele »Normalos« zum sexuellen Erwachen dazu.

Ermutigendes Signal an alle Betroffenen: Charly lernt am Ende, besser damit umzugehen. Es braucht jedoch noch einige Anläufe. So wie bei seinem »richtigen« ersten Mal, das Charly mit einer Mutter zweier Kinder erlebt, die er ebenfalls in seiner Ü-30-Stammdisco kennengelernt hat: »Wir sind ins Freilichttheater gegangen, haben eng nebeneinander gesessen, gelegentlich hat sie mich angeschaut und ganz leise was über das Stück gesagt. Bis wir uns immer noch ansahen, obwohl ihre Worte längst verklungen waren. Und ich dachte: So, jetzt oder nie! Und dann küsste ich sie. Und sie erwiderte meinen Kuss. Der Abend ging weiter wie im Film: mit Küssen und Streicheln am Lagerfeuer, und als uns die Gartenstühle zu unbequem wurden, weiter im Schlafzimmer. Es war mir etwas unangenehm, dass sie meine Unerfahrenheit sicher bald bemerken würde, aber hinterher machte sie mir das schönste Kompliment, das sie mir machen konnte: ›Es stimmt! Stiere sind gute Liebhaber!‹« Später lässt diese Frau Charly am Telefon wissen, dass sie wegen ihrer Kinder keine Zeit habe, eine Beziehung mit ihm einzugehen, obwohl sie seit Ewigkeiten nicht so guten Sex gehabt hätte. Erneut lässt sich Charly runterziehen.

Erst beim nächsten Flirt kann er dieses eingefahrene Verhaltensmuster überwinden. Die Frau hat ihn zwar geküsst und ist zunächst mit ihm ins Bett gegangen, machte nach seinem Geständnis, dass er kaum Erfahrung mit Frauen habe, jedoch einen Rückzieher, bevor es zum Sex kommen konnte. Trotz aller

Enttäuschung gibt Charly zu Protokoll: »Mit Mitte 30 war ich endlich lockerer geworden. Diese letzte Episode hat mich nicht mehr so belastet wie die davor, ich habe sie einfach unter Erfahrungszuwachs verbucht. Wenigstens war ich nun kein Absolute Beginner im ganz strengen Sinne mehr.« Als Fazit für Betroffene lässt sich aus Charlys Geschichte lernen, dass der Einstieg in die Welt der Liebe und des Sex Geduld und Risikobereitschaft verlangt. Einen Teilnahmeschein gibt es selten ohne den Preis eines gebrochenen Herzens. Charlys ganz eigener Tipp für ABs, die dabei sind, ihre ersten Erfahrungen zu sammeln, lautet: »Wenn du ernsthaft an einer Frau interessiert bist, solltest du ihr nichts vormachen. Das fliegt auf, und eine Lüge wäre eine schlechte Basis für die gemeinsame Zukunft. Aber wenn du ihr von deiner Unerfahrenheit erzählst, weil du denkst, das wird was mit euch, bausche es nicht auf. Erwähne nicht den Begriff Absolute Beginners und die Foren und die Bücher zu dieser Problematik. Vielleicht reicht es einfach zu sagen: ›Ich hatte noch keine Beziehung. Bisher waren meine Erfahrungen mit Frauen/Männern eher lockere Angelegenheiten.‹ Was die sexuelle Erfahrung angeht, sollte man einfach welche sammeln, auch wenn es halbherzige sind, um dann wiederum genug zu haben, wenn es ernst wird. Und um sie zu bekommen, würde ich One-Night-Stand-Frauen ohne Skrupel irgendwas vorflunkern, sobald mir klar wäre, dass sie als Partnerin nicht in Frage kommen. Das tut keinem weh. Nach zehn One-Night-Stands, vermute ich mal, wird eine Frau dem Mann in ihrem Bett seine verlorenen Jahre nicht mehr anmerken.«

Über seine Freundin, mit der er nun seit drei Jahren zusammen ist, mag Charly aus Respekt nicht viel erzählen. Er habe vom ersten Tag an eine Partnerschaft angestrebt und sei strategisch und strukturiert vorgegangen, bis er Erfolg gehabt habe, verrät er: »Meine Freundin hat eine schwere Essstörung. Ein normales Leben kann ich mit ihr nicht führen. Es ist zwar ein angenehmes Gefühl, nach all den Jahren plötzlich jemanden zu haben. Eine Bezugsperson. Es ist auch angenehm, Dritten gegenüber eine Freundin erwähnen zu können. Normal zu klingen. Aber ein klassisches Happy End hat meine Geschichte nicht.«

Bei Charly klingt die Ernüchterung tragisch.

Christine, 43, hingegen, ist zwar ebenfalls ernüchtert, hat dabei aber ihren Optimismus nicht verloren. Auch für sie war das Ende ihres Daseins als Absolute Beginner nicht durch einen perfekten Traumtypen von Mann gekennzeichnet, der sie in eine strahlende Zukunft führen würde. Sie hat sich in einen Epileptiker verliebt. Trotzdem freut sie sich: »Zu meinem großen Glück habe ich jetzt einen Mann gefunden, mit dem ich meine ersten Erfahrungen machen kann, und ich genieße das sehr. Vielleicht auch, weil es für mich nicht selbstverständlich ist, Liebe zu erfahren und überhaupt so viel Gutes im Leben.«

Nun soll hier keineswegs der Eindruck entstehen, mit einer schwerwiegenden Beeinträchtigung wie Epilepsie oder einer Essstörung müsse man sich als Absolute Beginner abfinden, wenn man einen Partner abbekommen will. Dass dies in den beiden hier beschriebenen Geschichten vorkommt, ist purer Zufall. Vielmehr geht es anhand dieser Beispiele um eine Wahrheit, die auch für »Normalos« gilt: Diejenigen Partner, die wir uns am Ende für eine dauerhafte Beziehung aussuchen, sind meist nicht die strahlenden Prinzen und Prinzessinnen. Es sind normale Menschen mit Ecken und Kanten und Problemen, an deren Seite wir uns mit unseren eigenen Ecken, Kanten und Problemen normal und geborgen fühlen dürfen.

Was Christine angeht: Sie hat schnell lernen müssen, dass Beziehung Kompromisse bedeutet. Ihrem ersten Freund zuliebe musste sie ihr Bedürfnis aufgeben, sich langsam auf die entstehende Nähe einlassen zu wollen. Die Umstände ließen das schlichtweg nicht zu. Christines Partner geriet in eine gesundheitliche Krise und brauchte eine Entscheidung. »Ich wusste: Wenn ich jetzt für ihn da wäre, würde zwischen uns viel schneller als unter normalen Umständen eine Bindung entstehen«, erinnert sich Christine. »Aber was hätte ich tun sollen? Ich konnte das einfach nicht bringen zu sagen: ›Wenn du so krank bist, dann will ich dich nicht.‹ Auch wenn ich mich erst später ganz langsam in ihn verliebte, war er mir zu dem Zeitpunkt schon zu sehr ans Herz gewachsen.« Wieder sehen wir: Ohne Mut zum Risiko und die Bereitschaft, eigene Bedürfnisse in den Hintergrund zu stellen, funktioniert es nicht. Und genauso wenig ohne den Mut, den Dingen einfach ihren Lauf zu lassen und zu sehen, wohin sie führen.

Diese Lektion hat auch Bürokauffrau Lara, 28, gelernt, die wir bereits als Moderatorin eines der AB-Foren kennengelernt haben. Lara bezeichnet sich selbstbewusst als Spätzünderin, die fünf Jahre ihres Lebens an eine psychosomatische Krankheit verloren hat, und betrachtet das als Hauptursache für ihre lang andauernde Unerfahrenheit. Denn nachdem sie in einer sogenannten Hypnosetherapie dem Grund für ihre Krankheit auf die Spur gekommen war, konnte sie ihre eingefahrenen Verhaltensmuster durchbrechen und erste Erfahrungen mit Männern sammeln. Als Grund für ihre Krankheit beschreibt Lara zwei Episoden aus ihrer Kindheit und Jugend, bei denen sie von Gleichaltrigen als hässlich bezeichnet wurde. Diese Erlebnisse haben sich tief in ihr Gedächtnis eingegraben und ihr Selbstvertrauen nachhaltig gestört. Ihr Körper reagierte mit einem Reizdarm, einer Funktionsstörung des Verdauungstraktes, die sich in Magenkrämpfen und Durchfall äußert. Und das, obwohl Lara nach eigenen Aussagen eine glückliche Kindheit hatte, mit Eltern, die alles taten, um ihr ein gesundes Selbstbewusstsein mitzugeben. Ein weiterer Hinweis darauf, dass das Umfeld und die äußeren Einflüsse einen großen Anteil an der Entwicklung einer typischen Absolute-Beginner-Vita haben. »Heute weiß ich, dass ich nicht hässlich bin, und ich weiß: Es liegt nie am Aussehen allein, wenn jemand keinen Partner findet«, sagt Lara. »Aber damals: Alles, was mit Berührungen, Küssen und Sexualität zu tun hatte, rief bei mir nur noch Ekel hervor, weil ich mich nicht mehr so akzeptieren konnte wie ich war. Ich zog mich in mich selbst zurück, mein Körper übernahm die Verantwortung für mein Bedürfnis, allein zu sein, und hielt mich mit meinem Reizdarm praktisch zu Hause gefangen.«

Abgesehen von dieser Besonderheit beschreibt Lara die klassischen Zutaten eines Absolute-Beginners-Lebenslaufes. Stichwort »Kumpelschiene«: Sie wuchs in Jungencliquen auf, weshalb ihre Beziehungen zu Jungs naturgemäß eher als Kumpelfreundschaften denn als zwischengeschlechtliche Kontaktaufnahme definiert waren. Stichwort unerreichbarer Traumpartner: Lara verliebte sich in einen zehn Jahre älteren Mann und hoffte acht Jahre lang vergeblich auf ihre Chance. Stichwort Schüchternheit: Lara ging lieber zum Reiten statt auf Partys. Erst besagte Hypnosetherapie in Verbindung mit einer kinesiologischen Behandlung half ihr, diese scheinbaren Gesetzmäßigkeiten ihres Lebens mal mit anderen Augen zu sehen. Die Beschäftigung mit der Literatur über Absolute Beginners und ihre Aktivität im Forum und in der Szene bestätigten Lara in der Annahme, dass nur sie selbst etwas an ihrer Situation ändern konnte: »Es hatte einfach nicht weitergehen können, so ohne Lebensqualität. Nur noch Bauchschmerzen, Arbeit, zu Hause sein. Meine Pferde als einziger Kontakt zur Außenwelt. Kein Kino, kein Essen gehen, keine Freunde treffen. Nichts, was mir Spaß gemacht hätte. Was war denn das für ein Leben? Mir wurde klar: Du musst was ändern. Und das tat ich. Durch die Hypnosetherapie verstand ich, dass der Sechsjährige, der mich wegen meines Aussehens gehänselt hatte, damals in mir ein schwaches Opfer und ein leichtes Spiel gehabt hatte, weil es mir nicht in den Sinn gekommen war, mich zu wehren. Es war allerdings ein beschwerlicher, schmerzhafter Prozess bis zu dieser Erkenntnis. Tausende verdrängte und vergessene Erinnerungen kamen ans Tageslicht, quälende und schöne. Das war nicht immer angenehm.«

Aber danach, sagt Lara, war sie eine andere Frau. Ihr Rat für andere Betroffene: Ihr müsst euch vielleicht gar nicht komplett verändern, um endlich auf dem Partnermarkt mitspielen zu dürfen, auch wenn es sich erstmal so anfühlt. Vielleicht steckt dieses andere Ich schon längst in euch drin, nur lasst ihr es einfach nicht raus! Jedenfalls kann Lara inzwischen stolz berichten: »Ich kann jetzt lockerer auf andere Menschen zugehen, komme fast mit jedem klar, den ich kennenlerne. Bin selbstbewusster geworden, werde angesprochen, und ich fühle mich sauwohl in meiner Haut! Und was man nach außen wirft, bekommt man zurück.« Was nicht heißt, dass es von nun an einfach für Lara gewesen wäre, auf die Männer zuzugehen. Als ehemals schüchterner Mensch, der lange den Kontakt zu anderen Menschen gescheut hat, musste sie erst lernen, mit ihrem neuen Selbstbewusstsein und ihrem neuen Ich umzugehen. Und das bedeutet auch: negative Erfahrungen durchmachen.

»Seit der Therapie erlebe ich das, was andere über Jahre hinweg erleben, in ein paar Monaten. Es wäre manchmal gut, das Tempo etwas zu drosseln, aber wer mich kennt, weiß, dass ich Hummeln im Hintern habe. Ich habe mich unglücklich verliebt und bin in einen Alptraum von Enttäuschungen geraten: Nach mehreren Treffen mit dem Mann, bei denen mehr als nur Küssen gelaufen war, erfuhr ich von zwei weiteren Frauen, mit denen er was hatte. Es kostete mich sechs Monate, darüber hinwegzukommen. Aber das war genau das, was ich brauchte, um aufzuwachen. Mein Ehrgeiz war geweckt, etwas zu ändern und das Leben auszukosten. Mich nicht immer nur zurückzuziehen, sondern die Flucht nach vorn zu ergreifen.«

Lara probierte Datingseiten im Internet aus, fuhr allein in den Urlaub, stöberte in den Internetforen verschiedener Zeitschriften und fand Gleichgesinnte. »Es entwickelten sich ein paar Onlinefreundschaften und eine gute Handvoll Dates. Schon nach dem zweiten wurde ich viel gelassener. Während eines unbeabsichtigten One-Night-Stands erlebte ich mein erstes Mal. Für mich war es mechanisch und gefühllos. Ernüchternd, diese Erfahrung, aber so habe ich wenigstens gelernt, dass Sex nicht die Welt verändert.«

Wie wir bei Charly schon gesehen haben: negative Erfahrungen gehören dazu. Auch Lara muss sich durch etliche Dates wühlen, bei denen nichts herauskommt, und durch eine kurze Affäre, an die sie sich klammert, um nicht allein zu sein, bevor sie die notwendige Lockerheit im Umgang mit Männern entwickelt. »Komischerweise wurde genau zu diesem Zeitpunkt aus einem harmlosen Chat, an den der Mann und ich ohne Absichten herangegangen waren, Interesse. Und es wuchs auf beiden Seiten. Weil wir beide durch Zufall und ohne jede Erwartung in diese Beziehung hineingeschlittert sind, lief das alles wie automatisch, komplett ohne Zwänge oder Anleitungen. Wir chatteten stundenlang, tauschten Fotos aus, telefonierten und trafen uns bald darauf live. Seitdem sind wir ein Paar, es hat tierisch gefunkt bei diesem Treffen.«

Seit vier Monaten ist Lara nun in ihrer ersten Beziehung. Sie beschreibt ihren Partner als Mann, der sich gibt, wie er ist, ohne Theater zu spielen oder zu meinen, mit Balzritualen ihr Interesse wecken zu müssen. Die Beziehung sei ein harmonisches Miteinander, bei dem jeder sein eigenes Leben weiterlebt und den anderen trotzdem an seinem teilhaben lässt und jederzeit für ihn da ist. Ein Happy End ist also tatsächlich möglich. Zu einem Happy End gehört aber nicht nur die vielversprechende, beginnende Liebesbeziehung, sondern auch die erfolgreiche Entwicklung eines gesunden Realismus, der den ehemaligen Absolute Beginner davor schützt, bei der nächsten Enttäuschung in alte Verhaltensmuster zurückzufallen.

Bei Christine, 43, klingt dieser Realismus so: »Was kommt, das kommt. Ob Christian und ich in fünf Jahren noch zusammen sein werden? Vermutlich nicht. Vielleicht würde man bei einer frisch Verliebten erwarten, dass sie sagt: ›Na klar werden wir für immer zusammen sein‹, aber meine Lebenserfahrung und mein gesunder Menschenverstand sprechen dagegen.« Auch Lara ist in dieser Hinsicht nüchterner und damit lebens- und liebestauglicher geworden. Sie sagt: »Ich hoffe zwar nicht, dass meine Beziehung jemals zu Ende gehen wird, aber wenn doch, werde ich nach einer Zeit der Trauer stark genug sein, um mich auf jemand anderen einlassen zu können. Ich habe einige Körbe kassiert und es überlebt. Trotzdem wieder jemanden anzusprechen, kostet Überwindung, aber was ist schlimmer: ein Korb oder jahrelang unglücklich lieben?«

Was den Beziehungsalltag angeht, so hat sich für Christine und Lara die Vermutung bestätigt, die viele Absolute Beginners in den Interviews geäußert haben: Eine Fernbeziehung ist für den Anfang genau das Richtige, um mit der Nähe eines anderen Menschen umgehen zu lernen, aber das eigene Bedürfnis nach Ruhe und Distanz nicht zu vernachlässigen. »Alle paar Wochenenden sehen wir uns, und damit kann ich gut leben. Wir haben uns ja jeder unser eigenes Leben eingerichtet«, erzählt Christine, 43. »Ich singe in einem Gospelchor, engagiere mich ehrenamtlich. Da ist es schon eine große Umstellung, wenn Christian von Donnerstag bis Sonntag da ist. Jemanden die ganze Zeit um sich zu haben, strengt an, so schön das auch ist.« Viele Absolute Beginners berichten davon, dass sie das Zusammensein mit anderen Menschen erschöpft. Und das scheint eine Eigenschaft zu sein, mit der sie auch weiter leben müssen, wenn sie einen Partner gefunden haben. Den Willen, an sich zu arbeiten, braucht es da schon, sagt Lara: »Weil ich so lange allein war, habe ich mich daran gewöhnt, auch alles allein zu machen. Ich muss erst lernen, die Zügel mal abzugeben oder etwas gemeinsam zu erledigen. Das fängt beim Einkaufen an und hört beim Küchemachen auf. Aber meinen Egoismus habe ich lang genug ausgelebt, jetzt bin ich in einer Beziehung und das gefällt mir so gut, dass ich mich gerne darin einrichte.«

Als Ex-ABine hat Lara einige Erkenntnisse gewonnen, die sie an andere ABs weitergeben möchte. Sie betreffen verschiedene Aspekte, zum einen das Thema Sex. »Dazu kann ich den anderen ABs nur sagen: Ihr bewertet ihn total über. Klar macht das Spaß und vor allem die Nähe zum Partner ist unbeschreiblich. Aber es gibt tausend andere Dinge, die zu einer Partnerschaft dazugehören und viel wichtiger sind. Ich genieße den Sex, aber er ist nicht der Mittelpunkt unserer Beziehung. Die Nähe, die Umarmungen, die Streicheleinheiten, die Vertrautheit, das Vertrauen und das Sich-aufeinander-einlassen und Miteinander-fallenlassen-können: Das ist der Mittelpunkt unserer Beziehung.« Dass Sex auch ohne Liebe geht, hätte Lara in der Phase ihrer Unerfahrenheit wie viele andere Absolute Beginners nicht für möglich gehalten und solche Erfahrungen auch nicht angestrebt. Heute weiß sie: Das gehört zur Selbstfindung dazu. »Früher ging ich davon aus: ›Erst verliebst du dich, und wenn dich dann jemand genauso zurück liebt, dann hältst du noch eine Wartezeit ein und schläfst erst dann mit dem Mann.‹ So wird das in etlichen Ratgebern empfohlen. Doch je mehr Erfahrung ich gesammelt und je mehr ich mich im Forum darüber ausgetauscht habe, desto klarer wurde mir: Wenn ich an dieser Einstellung festhalte, werde ich mein Leben lang allein bleiben.«

Für viele Betroffene sind die sehr konkreten Ratschläge bezüglich der Kontaktaufnahme und Beziehungsanbahnung, die Wolfgang Cronrath weiter oben beschrieben hat, tatsächlich hilfreich, um überhaupt ein paar Schritte aus ihrem Schneckenhaus herauszutreten. Doch langfristig muss der Absolute Beginner lernen, ein neues Bauchgefühl im Umgang mit potentiellen Partnern zu entwickeln oder, wie Lara es nennt, ihre versteckte Sprache lernen: »Ja, die Gefahr, dass ich von einem Mann verarscht werde oder dass er Spielchen mit mir spielt, besteht immer noch. Aber je länger ich übe, desto besser wird meine Antenne für die Absichten neuer Bekannter. Männer sind auch nur Menschen, deren Sprache man lernen kann.«

Was Experten raten

Am Ende klingen die Lösungsvorschläge und Erfolgsgeschichten gar nicht so kompliziert. Gefragt ist vor allem die ehrliche Bereitschaft, etwas an sich selbst zu ändern. Das wissen die Betroffenen meist tief in ihrem Innern auch, hoffen aber in der Regel auf eine etwas weniger anstrengende Strategie. Bevor sie einsehen, dass es so nicht weitergehen kann, muss der Leidensdruck erst groß genug sein. »Psychologische Probleme sind grundsätzlich nicht kompliziert. Der rote Faden ist immer recht einfach gestrickt«, bestätigt die Trierer Psychologin Stefanie Stahl. »Nur das Gebilde aus Schutzmechanismen, das sich die Betroffenen darum herum gestrickt haben, das ist kompliziert.« Und warum ist das so schwer einzusehen? Warum halten wir so lange an Strategien fest, die sich längst als wenig zielführend erwiesen haben? »Weil wir keine andere Strategie kennen«, antwortet Stefanie Stahl. »Sonst hätten wir sie ja längst ausprobiert. Die Betroffenen reflektieren zwar alles Mögliche und das die ganze Zeit, aber sie reflektieren nicht tief genug, was ihr Verhalten für ihr Leben bedeutet. Sie kriegen das zentrale Problem alleine nicht gefasst.« Das ist ja auch nicht einfach. Oft braucht es jemanden von außen, der den Blick für's Wesentliche schärft. Der einem sagt, dass es zwar sein mag, dass die Familie oder die

Gesellschaft oder Menschen, denen man im Leben begegnet ist, Mist gebaut haben, dass man aber trotzdem nur in der Hand hat, sich selbst zu verändern und die Art und Weise, wie man mit dem Problem umgeht. Wer kein Opfer sein will, muss das auch nicht sein.

Und dem Einfluss der Gesellschaft kann sich der Einzelne auch widersetzen. »Mächtige institutionelle Zwän- ge prägen unsere Erfahrungen«, sagt die Soziologin Eva Illouz. »Doch kommen die Individuen mit Hilfe der psychischen Ressourcen, die sie im Laufe ihrer sozialen Entwicklung angehäuft haben, mit diesen Zwängen zu Rande.« Und darüber hinaus: »Jemanden zu lieben heißt, ihn mit offenen Augen und wissendem Blick zu sehen.« Mit anderen Worten: Man kann überhaupt nur jemanden lieben, dessen Fehler und Schwächen man kennt und akzeptiert. Wer geliebt werden will, muss seine Fehler und Schwächen demnach nicht verstecken, sondern sie erst recht nach außen kehren. Den Perfektionisten unter uns fällt das natürlich schwer.

Doch der Schriftsteller Jonathan Franzen besänftigt in seinem Essay *Schmerz bringt Dich nicht um* die Nerven derer, die glauben, einem Partner zu 100 Prozent gefallen zu müssen und das mit ihren Schwächen nicht zu können: »So etwas wie einen Menschen, von dessen wahrem Ich einem jeder Partikel gefällt, gibt es nicht [...] So etwas wie einen Menschen, von dessen wahrem Ich man jeden Partikel liebt, aber gibt es.« Und wenn es um die Liebe geht, ist es nicht die Aufgabe des einen Partners, dem anderen zu gefallen und es ihm damit leicht zu machen, sondern die Aufgabe des anderen, sich wirklich auf ihn einzulassen: »Um einen konkreten Menschen zu lieben hingegen, sich mit seinen Nöten und Freuden zu identifizieren, als wären sie die eigenen, muss man ein Stück des eigenen Selbst aufgeben«, schreibt Franzen weiter: »Dann und wann nicht gemocht zu werden, das halten wir alle aus, gibt es doch einen unendlich großen Pool potenzieller Möger. Doch das eigene Ich ganz zu exponieren, nicht nur die gefällige Oberfläche, und dann seine Zurückweisung zu erleben, kann katastrophal schmerzhaft sein. Die Aussicht auf Schmerz ganz allgemein, den Schmerz des Verlusts, der Trennung, des Todes, ist es, was die Versuchung so groß macht, die Liebe zu meiden und im sicheren Reich des Gefallens zu bleiben. Und doch, Schmerz tut weh, aber er tötet nicht. […] Ohne Schmerz durchs Leben zu kommen, heißt, nicht gelebt zu haben.«

Absolute Beginners blicken in die Zukunft

Was die Zukunft bringen wird, wüssten wohl die meisten Menschen gern. Unter den Absolute Beginners gibt sich kaum jemand romantischen Phantasien von Traummännern oder Traumfrauen hin, die all die Jahre durch die Welt geirrt sind, um ihre Seelenverwandten eines fernen Tages aus der unfreiwilligen Beziehungslosigkeit zu erlösen. »Ich spüre die Motivation, weiter hart an mir zu arbeiten, und bin sicher, dass ich meine Love-shyness auf diese Weise irgendwann überwinden und eine Freundin finden werde«, sagt Bernhard, 26, optimistisch, aber irgendwie auch pragmatisch. Viele Absolute Beginners bleiben, wenn sie zuversichtlich in die Zukunft blicken, dabei nüchtern. So auch Verena, 26: »Trotz all der äußeren Ursachen, die es uns schwer machen, erwarte ich, dass ich in den nächsten Jahren doch noch einen Partner finden werde oder zumindest durch erste reale Erfahrungen mit Männern aus dem AB-Sein ausbrechen kann. Sicher habe ich Angst davor, dass ich immer noch allein sein könnte, trotzdem macht es keinen Sinn, das heute schon zu bedauern.«

Für andere Absolute Beginners bedeutet ein positiver Blick in die Zukunft nicht, dass sie überzeugt sind, dass sie einen Partner finden werden, sondern dass sie bereit sind, ihr Schicksal zu akzeptieren, ob mit oder ohne Partner. Eine reife Einstellung, die bei den Männern überwiegend erst nach einer langen Leidensphase eintritt. »Wenn es nun tatsächlich so sein sollte, dass mich die Liebe auch in der verbleibenden Zeit nicht findet, dann ist das halt so«, kann Marco mit seinen 31 gelassen zu Protokoll geben. »Mein Leben ist dadurch vielleicht ärmer als das der meisten anderen Menschen, aber trotzdem noch bei weitem lebenswert genug.« Auch Norbert, 49, hat sich im Laufe der Zeit mit sich selbst ausgesöhnt. Seine Zukunftsvorstellungen kreisen nicht mehr ausschließlich um das eine Thema: »Wenn ich keine Partnerin finden sollte, dann kann ich auch damit leben. Ich habe mir nämlich nichts zuschulden kommen lassen. Meine Minderwertigkeitskomplexe wegen meiner Partnerlosigkeit habe ich abgelegt. Wenn auch in Zukunft keine ausprobieren will, ob ich beziehungsfähig bin, wird mir schon nicht langweilig werden.« Bei Anna, 26, klingt die Bereitschaft zu akzeptieren, was kommt, ähnlich. Weil sie immer schon als zurückgezogene Einzelgängerin gelebt hat, vermag die Vorstellung von einer Zukunft ohne Mann sie nicht zu schocken: »Wenn der Richtige für mich nie vorbeikommen sollte, käme ich auch sehr gut mit mir alleine klar. Das habe ich ja schon als Kind gelernt. Es ist normal für mich geworden. Ohne Freund älter zu werden, wäre keine Tragödie.«

Es ist nur schwer vorstellbar, dass männliche ABs in Annas Alter eine solche Äußerung über die Lippen bringen würden. Zwischen 20 und 30 leiden die meisten von ihnen ganz besonders stark unter ihrer unfreiwilligen Partnerlosigkeit und entwickeln dementsprechend düstere Prognosen für die Zukunft. »Im Moment warte ich leicht planlos darauf, dass ich 30 werde, und überlege, was passieren wird, wenn sich bis dahin nichts geändert hat. Ich kann mich einfach nicht mit dem Gedanken anfreunden, ewig AB zu bleiben. Ich habe Angst vor mir selbst. Angst davor, dass ich austicke und anderen oder mir selbst etwas antue«, gibt Sascha, 29, ehrlich zu.

Während manche ihren Frust eskalieren sehen, fühlen sich andere Betroffene der Passivität ausgeliefert, wenn sie an die Zukunft denken. Ahmet, 22, beschreibt, wie er sich ohnmächtig auf die große Krise zusteuern sieht: »Ich habe Angst, die 30 zu erreichen und dann die 40 und mir irgendwann eingestehen zu müssen: ›Das wird jetzt wohl nix mehr.‹ Ich merke ja jetzt schon die ersten Anzeichen der Resignation.« Während Ahmet etwas verändern will, aber keinen Handlungsspielraum sieht, ist Rainer, 43, einer jener Menschen, die sich ihrem Schicksal passiv hingeben und denen es nur unter Druck gelingt sich aufzuraffen: »Was die Partnersuche betrifft, werde ich auch künftig wohl eher nicht aktiv werden. Wahrscheinlich kommt innerhalb der nächsten zehn Jahre der große Frust auf mich zu, weil ich mich nie getraut habe. Genau dann, wenn der Leidensdruck seinen Höhepunkt erreichen wird, und ich mich endlich überwinden werde, wird der Zug schon abgefahren sein.«

Wenn sich das Gespräch um die Zukunft dreht, kommt irgendwann auch die Frage nach einer Familie auf. Verena weiß schon mit 26, dass Nachwuchs eines Tages ein Thema für sie sein wird, ist aber noch jung genug, um diesbezüglich erst mal locker bleiben zu können: »Sicher wünsche ich mir Ehe und Familie. Aber ich lasse mich von diesem Wunsch nicht unter Druck setzen.« Auch Sarah, 28, wünscht sich für die Zukunft die klassische Vater-Mutter-Kind-Konstellation und hört die biologische Uhr schon ticken: »Wenn ich mit 35 immer noch allein sein sollte, wird es kritisch. Und zwar, weil dann mein Plan, Kinder zu bekommen, ernsthaft in Gefahr gerät. Mit 35 würde ich wirklich sehr, sehr intensiv nach einem Mann suchen, mit dem ich sofort eine Familie gründen könnte.« Für Lucy, 26, ist der Kinderwunsch so untrennbar mit der Zukunft verbunden, dass sie jetzt schon überlegt, was passieren würde, wenn sie dauerhaft partnerlos bliebe: »Ich müsste mich von dem Gedanken an ein eigenes Baby verabschieden. Ich müsste mich über eine Adoption informieren. Was das emotional für mich bedeuten würde, kann ich nicht sagen. So kurz vor 40 rechne ich schon mit einer kleineren Krise.«

Im Leben der Männer kommt der Wunsch nach Kindern und das Bedauern darüber, was sie ohne Kinder verpassen würden, etwas später auf. Erst die Ende 20- und Anfang 30-Jährigen äußern sich dazu wie folgt: »Ich denke darüber nach, eine Familie zu gründen. Klar, beim Mann geht das auch im hohen Alter noch, aber ich will keine zehn Jahre mehr damit warten«, sagt Jörg, 33. Während er es trotz seiner vielen Jahre als Absolute Beginner noch für möglich hält, dass er in Zukunft eine Familie haben wird, sieht Sascha, 29, seine Chancen schon schwinden: »Die Verwirklichung meines Traums von einer Familie mit zwei oder drei Kindern, mit denen ich im Garten Fußball spielen und am Samstag ins Stadion gehen könnte, wird immer unwahrscheinlicher. Die verpasste Zeit lässt sich nie wieder aufholen.« Und Marco, 31, hat die Hoffnung aufgegeben, dass er als Vater etwas taugen könnte: »In meinen Tagträumen war ich früher ein Spitzenpapa. Aber mit meinem seltsamen Unerfahrenenhintergrund bin ich wohl eher nicht geeignet, Kindern den Weg ins Leben zu weisen.«

Eine Szene, ein Problem – unzählige Sichtweisen und Einstellungen. Wenn die Absolute Beginners eines nicht verdient haben, dann ist es der Stempel: Alle sind gleich. Was vergleichbar bleibt, ist eher der große gesellschaftliche Zusammenhang, in dem sich ihre individuellen Geschichten bewegen. Doch auch der verändert sich, wie der Selfmade-AB-Experte Wolfgang Cronrath beobachtet hat, und wird sich in Zukunft weiter verändern, sodass die Lebensläufe künftiger Absolute Beginners vor einem neuen Hintergrund zu betrachten sein werden.

Wolfgang, was hat sich in den vergangenen Jahren für ABs verbessert?

Die vermehrten Berichte in den Medien bekämpfen die weit verbreitete Ignoranz gegenüber ABs. Ihre Chancen auf dem Partnermarkt verbessern sich, denn heutzutage bleiben immer weniger Menschen auf ewig zusammen. Egal in welchem Alter, sie trennen sich, wenn es nicht mehr miteinander geht, und landen dann wieder auf dem Partnermarkt, wo die Karten für die ABs neu gemischt werden. Das Internet hat dafür gesorgt, dass Minderheiten wie die ABs leichter zusammenfinden und Informationen austauschen können. Insgesamt stellt sich die Gesellschaft zum Beispiel mit ihren Freizeitangeboten immer mehr auf Singles ein. Andererseits geschieht das meines Erachtens leider nur deshalb, weil die Zielgruppe immer größer wird. Unfreiwillige Beziehungsunerfahrenheit wird nicht enttabuisiert, weil die Gesellschaft plötzlich ach so aufgeschlossen und tolerant geworden wäre, sondern weil man die Betroffenen kaum noch übersehen und ignorieren kann.

Was wünschst du dir für die Zukunft der Absolute Beginners?

Ich wünsche mir, dass nicht nur die Menschen, sondern auch die Institutionen akzeptieren, dass die Suche nach einem Lebenspartner für viele ein fast unlösbares Problem darstellt. Zum Beispiel könnte sich die Bundeszentrale für gesundheitliche Aufklärung ja auch mal für Erwachsene ohne Beziehungserfahrung interessieren, die seelische Gesundheit fällt schließlich auch in deren Aufgabenbereich. Dasselbe gilt für das Kultusministerium und die Schulen, Jugendämter, Organisationen wie Pro Familia und sogar für die politischen Parteien. Außerdem wünsche ich mir für die Zukunft Psychotherapeuten, die sich mit der Situation der Absolute Beginners besser auskennen. Insgesamt freue ich mich, dass immer wieder interessante Studien zum Thema Partnersuche auftauchen, in denen auch beziehungsunerfahrene Menschen berücksichtigt werden. Und ich bin zuversichtlich, dass es in Zukunft mehr Ratgeberliteratur und praktisch anwendbare populärwissenschaftliche Literatur für ABs geben wird.

Tatsächlich wünschen sich viele Absolute Beginners die erwähnten Studien: Statistiken mit konkreten Antworten zum Beispiel darauf, wie hoch der Anteil der Betroffenen an der Gesamtbevölkerung ist oder wann auch die letzten Nachzügler üblicherweise ihre ersten Erfahrungen machen. »Eigentlich ist natürlich die psychologische Erforschung der AB-Hintergründe wichtiger als die nackten Prozentzahlen«, gibt AB-Urvater Lion zu. »Trotzdem brauchen wir auch Statistiken, zum Beispiel über den Anteil der ABs in den verschiedenen Altersgruppen. Allein schon als Gegenpol zu den Zahlen, die besagen, dass die Jugendlichen ihr erstes Mal immer früher erleben. Wenn bewiesen wäre: Es gibt auch den Gegentrend, es gibt auch eine nennenswerte Anzahl von Menschen, die ihr erstes Mal immer später erleben, dann würde uns das helfen.«

Bei aller Sehnsucht nach einer Existenzberechtigung durch Daten und Fakten – den meisten Absolute Beginners ist klar, dass sich ihre Probleme auch dann nicht von selbst lösen würden, wenn sie wissenschaftlich beglaubigt wären. Und dass jene Zahlen höchstens allgemeine Trends erfassen könnten, die bezüglich der eigenen Situation wenig Erleuchtung bringen. »Ob einer, der die Voraussetzungen dafür mitbringt, wirklich AB wird, hängt von jedem Einzelnen ab«, glaubt Christine, 43. »Es gibt Menschen, die sich aktiv mit ihrem Hintergrund auseinandersetzen und Prägungen durchbrechen, und es gibt Menschen, die das einfach laufenlassen und da landen, wo sie nie hinwollten, weil sie nichts dagegen getan haben.« Wahrscheinlichkeiten und Statistiken bestimmen keine Einzelschicksale, und der Ansatz dieses Buches ist der, dass eine Minderheit in unserer Gesellschaft nicht etwa dann akzeptiert wird, wenn sie statistisch erfasst ist, sondern wenn ihre Angehörigen ausführlich zu Wort kommen und ihr Problem beschreiben können, so dass es die Mehrheit versteht. Die Protagonisten in diesem Buch geben sich große Mühe. Es ist und bleibt das bestimmende Lebensgefühl, im Liebeskarussell nicht mitmischen zu dürfen: »Einer, der Klavier spielen kann, fragt einen, der das nicht kann: ›Warum kannst du das denn nicht? Das kann doch nicht so schwer sein! Da muss man doch nur ein paar Tasten drücken!‹ Klingt absurd, oder? Jeder weiß, dass zum Klavierspielen mehr dazu gehört als bloß Töne erzeugen durch unbeholfenes Tastendrücken. Und ganz sicher weiß das der Klavierspieler selbst. So eine Frage würde er nicht stellen. Warum fragt dann einer, der Kontakt aufnehmen, flirten, Partner finden kann, einen Absolute Beginner, der das nicht kann: ›Warum kannst du das denn nicht? Das kann doch nicht so schwer sein! Da muss man doch nur ausgehen und jemanden ansprechen?‹ Die Antwort ist dieselbe wie beim Klavierspielen. Weil zum Partnerfinden mehr dazu gehört als diese methodischen Schritte. Weil man dazu mehr können muss als eine Anleitung befolgen.« (Verena, 26)

Und was können Nichtbetroffene aus den Geschichten der Absolute Beginners für sich ziehen? »Eine wichtige Erkenntnis wäre, dass ein Leben mit Liebesbeziehungen keine Selbstverständlichkeit ist«, meint AB-Szenegründer Lion. »Vielleicht lernen die ›Normalos‹ ihre eigene Situation mehr zu schätzen. Gerade dann, wenn es mit dem Partner nicht so rund läuft. Beziehungen mögen auch immer mal in problematische Phasen geraten, aber es ist doch wesentlich, überhaupt jemanden zu haben.« Auch Singles, die zwar schon Erfahrungen mit Liebe und Sex gesammelt, aber den Partner fürs Leben noch nicht gefunden haben, können von der Auseinandersetzung mit der AB-Perspektive profitieren, meint Lion: »Vielleicht hilft ihnen dieses Buch, auf den Teppich zu kommen und die Ansprüche an einen Partner herunter zu schrauben, die sich durch die moderne Konsumentenhaltung bei der Partnersuche herausgebildet haben.« Ob Single oder liiert, es hat noch niemandem geschadet, sich für andere Menschen zu interessieren. »Je mehr man sich mit Problemen beschäftigt, die das eigene Leben gar nicht betreffen, desto mehr wird das Einfühlungsvermögen trainiert«, ist sich Lion sicher. »Und desto weiter wird der eigene Horizont.«

Anhang

Hintergrundliteratur

Arnett, Jeffrey Jensen: Emerging Adulthood. The Winding Road from the Late Teens through the Twenties, Oxford 2006.

Arnett, Jeffrey Jensen: Freischwimmer

http://www.ifa.de/17/de/freischwimmer (Website des Instituts für Auslandsbeziehungen)

Baumgarten, Katrin: Hagestolz und Alte Jungfer. Entwicklung, Instrumentalisierung und Fortleben von Klischees und Stereotypen über Unverheiratetgebliebene, Dissertation Waxmann, Münster 1997.

Bohleber, Werner: Die verlängerte Adoleszenz, Jahrbuch der Psychoanalyse 21, Stuttgart-Bad Cannstatt 1987.

Borscheid, Peter: Von Jungfern, Hagestolzen und Singles. Die historische Entwicklung des Alleinlebens, in: Gräbe, Sylvia (Hrsg.): Lebensform Einpersonenhaushalt. Herausforderungen an Wirtschaft, Gesellschaft und Politik, Frankfurt/New York 1994, S. 23–54.

Bravo: Dr.-Sommer-Studie 2009. Liebe! Körper! Sexualität!

http://www.bauermedia.de/uploads/media/BRAVO_DrSommer Studie2009_Sperrfrist_2009-05-12_gr.pdf

Bundeszentrale für gesundheitliche Aufklärung: Jugendsexualität 2010

http://www.forschung.sexualaufklaerung.de/fileadmin/fileadmin-forschung/pdf/Jugendsexualit%C3%A4t.pdf

Donnelly, Denise u. a.: Involuntary Celibacy. A Life Course Analysis Statistical Data Included, in: Journal of Sex Research, 2001.

Gilmartin, Dr. Brian: Shyness & Love. Causes, Consequences and Treatment, Lanham 1987.

Hillenkamp, Sven: Das Ende der Liebe. Gefühle im Zeitalter unendlicher Freiheit, Stuttgart 2012.
Hoffmann, Arne: Unberührt. Menschen ohne Beziehungserfahrung – Wege zu erfüllter Liebe und Sexualität, Freiburg 2006.
Hradil, Stefan: Die Single-Gesellschaft, München 1995.

Illouz, Eva: Warum Liebe weh tut. Eine soziologische Erklärung, Berlin 2011.

Küpper, Beate: Sind Singles anders? Ein Vergleich von Singles und Paaren, Göttingen 2002.

Margolies, Eva: Der Mann und seine sexuellen Probleme. Ursachen, Hilfe, Überwindung, München 1999.

Pilinski, Michael: Without Embarassment. The Social Coward's Totally Fearless Seduction System, Victoria/Kanada 2003.

Roedenbeck, Maja: Geschichten von der Quarterlife Crisis, Berlin 2003.

Schmidt, Gunter u. a.: Spätmoderne Beziehungswelten. Report über Partnerschaft und Sexualität in drei Generationen, Wiesbaden 2006.
Stahl, Stefanie: Jein! Bindungsängste erkennen und bewältigen. Hilfe für Betroffene und deren Partner, Hamburg 2011.

Wichers, Renate: Nie mehr Sex. Leben ohne Liebe?, Berlin 2005.
Wickenhöfer, Olaf: Unfreiwillig Single – Eine Studie zur Sozialisationsgeschichte und kulturellen Alltagspraxis, Diplomarbeit, Marburg 2004.

Medienbeiträge zum Thema

Bader, Eva: Jungfrau mit Mitte Zwanzig. Mareike und Ben erzählen, warum *http://jetzt.sueddeutsche.de/texte/anzeigen/398610/TrkHomeMagMain*

Becker, Claudia: So keusch ist die deutsche Jugend wirklich *http://www.welt.de/vermischtes/article9353537/So-keusch-ist-die-deutsche-Jugend-wirklich.html,* 2.9.2010.

Becker, Claudia: Oft bleibt es beim Kuss *http://www.morgenpost.de/familie/article1390504/Oft-bleibt-es-beim-Kuss.html,* 6.9.2010.

Bergmann, Jonas: Keine Ahnung, wie sich das anfühlt *http://www.zeit.de/campus/2006/01/leben-sex,* 16.11.2006.

Bunse, Annika: Mit der Liebe ist es überaus schwierig *http://www.morgenpost.de/kultur/berlinale/article1905442/Mit-der-Liebe-ist-es-ueberaus-schwierig.html,* 15.2.2012.

Clasen-Holzberg, Claudia; Andresen, Karen: Viele haben ein überhöhtes Beziehungsideal *http://www.spiegel.de/wissenschaft/mensch/0,1518,624277,00.html,* 15.5.2009.

Döring, Lena: Beziehungswaisen – Singles auf Lebenszeit? *http://wirmuessennurwollen.ems-projekte.de/beziehungswaisen-single-auf-lebenszeit/,* 10.5.2009.

Faust, Beatrice: Keiner will mit mir Sex … *http://www.ksta.de/html/artikel/1195817028090.shtml,* 10.1.2008.

Fischer, Lukas-Christian: Absolute Beginner *http://abchannel.lima-city.de/artikel/11-absolute-beginner.html,* Mai 2004.

Franz, Sabine: Absolute Beginners *http://abchannel.lima-city.de/artikel/25-die-noch-nie-hatten.html,* in: Online Today 3/2000.

Franzen, Jonathan: Schmerz bringt Dich nicht um *http://www.welt.de/print/die_welt/vermischtes/article13463367/Schmerz-bringt-Dich-nicht-um.html*, 2. 7. 2011.
Fritzen, Florentine: Zuletzt geküsst im Kindergarten *http://www.faz.net/aktuell/gesellschaft/beziehungen-zuletzt-gekuesst-im-kindergarten-1410279.html*, 4. 2. 2007.
Fürst, Petra: Für immer ungeküsst? – Mehr als nur Single *http://abchannel.lima-city.de/artikel/20-mehr-als-nur-single.html*, ZDF, 23. 10. 2007.

Haberl, Tobias: Freiheit als Schicksal *http://sz-magazin.sueddeutsche.de/texte/anzeigen/36368/*, Heft 40/2011.
Heissenberg, Claudia: Jungfrau, männlich, 44, sucht … Von Menschen, die unfreiwillig enthaltsam leben, Radiobeitrag am 28. 1. 2009 in SWR 2, und: Die Liebesschule der Absolute Beginners, 3. 2. 2009 in WDR 5. *http://www.swr.de/swr2/programm/sendungen/leben//id=660174/nid=660174/did=4335468/1x2hedr/index.html*
Hilgenberg, Ulrike: Jungfrau (40), männlich, sucht *http://abchannel.lima-city.de/artikel/10-jungfrau-maennlich-sucht.html*, Woman 20/2005.

Jenewein, Andrea: Die noch nie ein Liebesverhältnis hatten *http://abchannel.lima-city.de/artikel/25-die-noch-nie-hatten.html*, 21. 4. 2008.

Lakotta, Beate: Das letzte Tabu *http://www.spiegel.de/spiegel/print/d-42813458.html*, 24. 10. 2005, in: Spiegel 43/2005, S. 212.
Lang, Heide: Die Unberührten – wie es ist, ohne Liebe zu leben, in: Gesundheit und mehr …, Ausgabe 7, April 2007. *http://abchannel.lima-city.de/artikel/22-die-unberuehrten.html*
Luxat, Stefanie: Wie ist es, noch nie einen Mann geküsst zu haben, Sarah M.? *http://abchannel.lima-city.de/artikel/12-noch-nie-einen-mann-gekuesst.html*, in: Maxi Juni 2007.

Mader, Ruth: What is love, Dokumentarfilm, Berlinale 2012.
map: Jugendliche warten länger mit dem ersten Mal
http://www.focus.de/gesundheit/ratgeber/sexualitaet/news/jugendsexualitaet-2010-jugendliche-warten-laenger-mit-dem-ersten-mal_aid_547986.html, 2.9.2010.
Meyer, Birgit: Tote Hose
http://abchannel.lima-city.de/artikel/06-tote-hose.html, in: Hörzu Nr. 23/2001, S. 18.

Nassoufis, Aliki: Selbsthilfe für erwachsene Jungfrauen
http://www.spiegel.de/panorama/gesellschaft/0,1518,571107,00.html, 10.8.2008.
Nassoufis, Aliki: Viele Erwachsene hatten noch nie Sex
http://leben.freenet.de/frauenlifestyle/loveandsex/viele-erwachsene-hatten-noch-nie-sex_658158_564012.html, 26.9.2011.
Nassoufis, Aliki: Absolute Beginners – Erwachsene ohne Sex
http://www.n-tv.de/wissen/Erwachsene-ohne-Sex-article14841.html, 11.8.2008.
Nassoufis, Aliki: Viele Erwachsene hatten noch nie Geschlechtsverkehr
http://www.monstersandcritics.de/artikel/200833/article_96661.php/Viele-Erwachsene-hatten-noch-nie-Geschlechtsverkehr, 11.8.2008.
Nassoufis, Aliki: Mit 36 Jahren noch Jungfrau
http://www.netzeitung.de/vermischtes/1120037.html, 10.8.2008.

Overweg, Calle: Beziehungsweisen, Dokumentarfilm, Berlinale 2012.

Pauer, Nina: Die Schmerzensmänner
http://www.zeit.de/2012/02/Maenner, 5.1.2012.
Praschl, Peter: Kein Kuss, keine Umarmung
http://abchannel.lima-city.de/artikel/08-kein-kuss-keine-umarmung.html, in: Amica 1999.

Riestenpatt, Annette: 40 Jahre alt und noch ungeküsst
http://lifestyle.t-online.de/40-jahre-alt-und-noch-ungekuesst/id_17362324/index, 13. 1. 2009.
Rietze, Katja: Ewig warten auf den passenden Deckel
http://abchannel.lima-city.de/artikel/34-ewig-warten.html, 24. 12. 2008.

Scheuermann, Christoph: Lieber nicht
http://www.spiegel.de/spiegel/0,1518,809420,00.html, 14. 1. 2012.
Steinecke, Almut: Vergebene Liebesmüh
http://zuender.zeit.de/2005/40/absolute_beginner

Ullmann, Gaby: Leben ohne Liebe
http://abchannel.lima-city.de/artikel/14-leben-ohne-liebe.html

WindDancer: Ich kann nicht mitreden
http://www.neon.de/artikel/sehen/gesellschaft/ich-kann-nicht-mitreden/650103, 28. 6. 2007.
Wunder, Olaf: Wenn der Sex nur im Kopf spielt …
http://www.mopo.de/news/studie-wenn-der-sex-nur-im-kopf-spielt----5066732,5439640.html, 15. 8. 2008.

Für immer ungeküsst? Der Club der Unberührten, Fernsehbeitrag in der ZDF-Sendung 37 Grad, 10. 10. 2007.
http://abchannel.lima-city.de/artikel/21-fuer-immer-ungekuesst.html
http://abchannel.lima-city.de/artikel/21.1-zuletzt-gekuesst-im-kindergarten.html
http://abchannel.lima-city.de/artikel/21.2-warten-auf-mr-right.html,
http://abchannel.lima-city.de/artikel/21.3-vergebliche-liebes-mueh.html
http://abchannel.lima-city.de/artikel/21.4-wer-kuesst-mich.html

Jungfrau (30), ledig, sucht …
http://www.jolie.de/artikel/absolute-beginner-jungfrau-30-ledig-sucht-1143.html

Jungfrau (40), männlich, sucht …
http://abchannel.lima-city.de/artikel/01-jungfrau-maennlich-sucht.html, 25. 10. 2005.
Jungfrau mit Mitte 30 – ein Leben ohne Sex
http://www.bild.de/unterhaltung/erotik/berlin/viele-erwachsene-hatten-noch-keinen-geschlechtsverkehr-5435072.bild.html, 10. 7. 2009.

Über 30 und noch Jungfrau? Hilfe für den Club der Ungeküssten
http://www.tz-online.de/aktuelles/welt/ueber-30-und-noch-jungfrau-hilfe-fuer-den-club-der-ungekuessten-66347.html, 11. 8. 2008.

Vierzig Jahre – Und noch nie Sex gehabt
http://abchannel.lima-city.de/artikel/26-vierzig-und-noch-nie-sex.html, 21. 7. 2008.

Weiterführende Links

http://www.und-wer-kuesst-mich.de
Die Website zum Buch – Lesermeinungen und Rezensionen zum Buch, Beratung für Absolute Beginners.

http://de.wikipedia.org/wiki/Absolute_Beginners
http://ab-wiki.acc.de/wiki/index.php/Hauptseite
Begriffserklärungen und umfangreiche Hintergrundinformationen über die Absolute Beginners und ihre Szene.

http://abtreff.de
Forum Absolute Beginners Treff – Möglichkeit zum Austausch mit anderen Betroffenen, eines der Hauptforen.

http://www.unerfahren.iphpbb.com
Forum Unerfahren – Möglichkeit zum Austausch mit anderen Betroffenen, eines der Hauptforen.

http://loveshy.iphpbb3.com

Forum Nords Love-shyness und Absolute Beginners Forum – Möglichkeit zum Austausch mit anderen Betroffenen, kleines Nischenforum.

http://abade.iphpbb3.com

Forum AB ade Selbsthilfeforum – Möglichkeit zum Austausch mit anderen Betroffenen, kleines Nischenforum.

http://www.abchannel.de.vu

Chat AB-Webchat – Möglichkeit zum Austausch mit anderen Betroffenen.

http://irc://irc.iz-smart.net/ab

Chat IRC Kanal #ab – Möglichkeit zum Austausch mit anderen Betroffenen.

http://abchannel.lima-city.de/artikel/

Sammlung vieler der oben einzeln aufgeführten Artikel über Absolute Beginners und ihre Erfahrungsberichte.

http://www.sobinicheben.de

Website der Psychologin und Autorin Stefanie Stahl zum Thema Bindungsangst – Persönlichkeitstests, psychologische Ratgeber und Seminare für Bindungsängstliche.

http://www.soziophobie.de/forum/index.php

Forum für Beziehungsphobiker – Möglichkeit zum Austausch mit anderen Betroffenen.

http://www.single-generation.de/themen/thema_menschen_ohne_beziehungserfahrung.htm

Sammlung von Informationen und Literatur über Absolute Beginners.

Zur Autorin

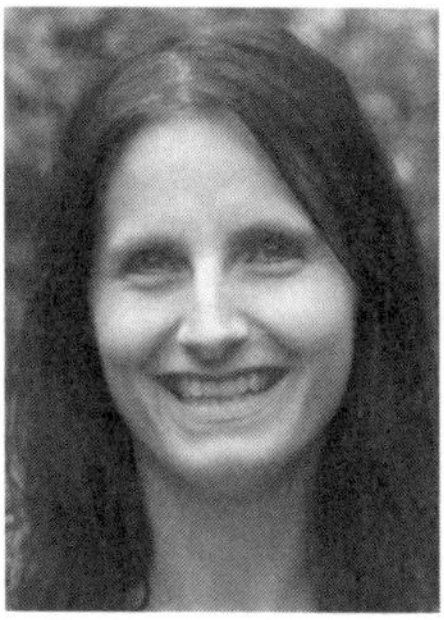

Maja Roedenbeck

Jahrgang 1976; Studium der Anglistik, Publizistik und Philosophie; ausgebildete Hörfunkredakteurin und -moderatorin; freie Autorin und Journalistin unter anderem für die *Süddeutsche Zeitung*. Maja Roedenbeck ist verheiratet, hat zwei Kinder und lebt in Berlin.

Bisherige Bücher: »Geschichten von der Quarterlife Crisis« (Berlin 2003) und »Du bist nicht meine erste Liebe« (Berlin 2004).

http://www.maja-roedenbeck.de – Die Website der Autorin Informationen über die Arbeit der freien Autorin und Journalistin Maja Roedenbeck.